悪魔の味方

DEVIL'S ADVOCATE

米国医療の現場から

岩田健太郎

克誠堂出版

人生は楽じゃない、馬鹿野郎ならなお楽じゃない

ジョン・ウェイン

目　次

COFFEE TIME

長いまえがき、みっともない言い訳

米国の医療というとどんなイメージをお持ちになりますか。医療従事者の皆さんの多くが、あるイメージを抱いています。

テレビの「ER」がヒットしました。その後米国では「病院もの」ドラマが流行っており、柳の下のどじょうを狙うような作品がいくつも発表されています。

多くの日本人、例えば壮絶なる闘病生活の後、乳癌で亡くなった千葉敦子さんなど、が米国医療に関するエッセイを残しています。患者さんの立場から見た、米国医療の報告です。

あなたはかつて米国に住んだことがあるかもしれません。そのとき、病院でお世話になったこともあるかもしれません。

研究者として、臨床家として、米国医療を実際に経験した方もあるかもしれません。そうした経験を本にまとめられた方も、いらっしゃいます。そうした本をお読みになった方も、あるいはおいででしょう。

きちんと話を聴いてくれる医師。世界最高の医療技術。いんふぉーむどこんせんと？　せかんどおぴにおん？　マネジドケア？でー・あーる・じー？

あなたがもしこの本に出会う前に充分な予習をしてきたのでしたら、このようなキーワードもご存知かもしれません。

米国の医療と一口に言ってもちょっと考えただけで様々な姿が浮かび上がってきます。そして、米国の医療というコンテクストは、米国の○○、と名づけられるすべてにおいてそうであるように、「日本と比較して」というコンテクストでもって語られるでしょう。あるいは、そのように想起されることでしょう。皆さんは、米国の医療を語りながら、実は日本の医療も語っているのです。

「日本人は」日本人を語るのが大好きです。「日本人は」このような二国間比較を行うのもとても、とても大好きです。そういう私も「日本人は」とたったいま日本人論をぶっているくらいですから。その対象はアメリカ人かもしれません。イギリス人かもしれません。ちょっとひねた人は、韓国人とか中国人かもしれません。

しかし、なんといってもアメリカ人です。日本人はアメリカ人と比べられることにぞくぞくするような快感と、こそばいような、甘苦いような感覚を覚えます。これにやみつきになっているのですね。

さて、私も米国について書くことにいたしましょう。「アメリカ」、という名称には私はここでもって決別をし、北米大陸の一国であるUSAを指して米国、とこだわった呼び方を続けることにいたします。たいしたことはないのですが、これは私の弱いながらの、決意の表明です。

1991年から1992年まで、私は英国マンチェスターに住んでいました。その後いろいろな国を見聞きした後、1998年からニューヨーク市のあちこちの病院で勤務してきました。実際に勤務してみると、日本で紹介されている米国医療というものに、違和感を覚えました。いや、報道されている米国医療の特集やいわゆる「米国医療本」は嘘をついているわけではありません。嘘をついているわけではないのですが、かすかな、しかしはっきりとした違和感を感じるのです。

その違和感の正体のひとつは、日本の影でした。ほとんどすべて、といっていいほどこれらの読み物は、「米国医療」を語るといっておいて、実は日本のことを語りたかったのです。

「米国ではこうだ、それに引き換え日本では」

そう、米国の情報は枕詞、日本を語るための序章に過ぎなかったのです。本当は、みんな日本人のことを語りたかったのですね。

もうひとつの違和感の正体は、読み物に与えられた意思でした。米国医療を紹介する人たちの大半は、日本の医療に問題点を感じていました。異議を唱えていました。苦渋を舐めさせられた人もいるでしょう。嫌悪、といってもよいかもしれません。そこで出口を求めて、米国の門をたたいたのです。何しろ米国にはこうした外国人がたくさんたくさんおりますし、そもそもそうした外国人たちが集まって国を作っているのですから。いくら日本人が外国語が苦手といっても、スウェーデン語やスワヒリ語よりは英語のほうが取っ付きがよいのも事実ですしね。米国の情報は日本を語るための序章であり、それは日本を下に見るための材料であったのです。ときに建設的批判としての、ときに感覚的な嫌悪感の発露としての。

日本に失望し、米国に夢を求めてやってきた彼らの文章は、希望の言葉に満ちています。まるでこの地がパラダイスであるかのような、そんな錯覚すら覚えるのです。これは、嘘ではありません。筆者の志向と嗜好は反映されてはいますが、これも立派な真実、いや真実の一面ですね。

実際の真実というものは、多くの場合美味くも不味くもありません。そう、かすかに舌の端に苦味を感じる、こういうものが真実であるのでしょう。

北米で紹介されたEBMというものを皆さんはご存知でしょうか。EBMとはevidence based medicineの略ですが、個人の主観ではなく、客観的なデータをもとに医療行為を行おうという、そういうものを指しています。

日本で育った日本人が、日本に絶望して、米国に夢を求める。米国に来た日本人の医者が米国の医療を語る。シュレーディンガーの猫[*1]の例を挙げるまでもなく、これは大変矛盾をはらんだものであることは､読者の皆さんには容易に想像がつくでしょう。EBMではよく2者のグループを比較するために、ものすごい努力をして、比較の対象から間違いのもと、バイアス[*2]を取り除こうとします。ふたつのものを比較する、というのは本来とても難しく、大変なことなのです。

けれども医療にかかわらず、日本の人たちは（自らが当事者であるにもかかわらず！）外国との比較を容易に、そして時に安易に行ってしまっているのです。

比較の方法論について、さらにもうひとつの問題点を指摘しましょう。これも私の違和感に寄与しています。

ほとんどの読み物は、米国医療全体を俯瞰しません。むしろある特定の、自分の周りの経験談に終始し、自らが体験した事実を「米国では」という枕詞で一般化します。

米国に医療を学びにやってくる日本人医療従事者には優秀な方がたくさんいます。私のような落ちこぼれも時にはいますが、こういうのは、例外なのです。才能をもてあまして、枠に収まらず

---

*1 Erwin Schrüdinger（1887-1961）オーストリアの理論物理学者で量子力学の形成に寄与。観察者自身が実験や理論に影響を及ぼしてしまう（かのように見える）シュレーディンガーの猫のパラドックスは有名。

*2 bias、もとは（縫目・裁ち目の）斜線の意。ここから転じて、臨床試験の妥当性からの偏り、あるいは偏りをもたらすものの意味。

にその能力を活かす為、伸ばす為に米国にやってきました。もちろん能力を活かしきるにはそれなりの場所でなくてはいけません。きちんと教育や研究の設備の整っている大学病院や教育病院を選びました。そこでは自分と同じ能力を活かしたい、伸ばしたい人たちがたくさんおりました。さしづめ米国の一流病院は武者修行をしている浪人たちを食客にしている道場、といったところでしょう。米国はサクセスストーリーの国でして、このような切磋琢磨が医療の現場でも、医療の外でも行われております。

ところが、ですよ。

こうした施設は、優秀な日本人が集うようなこうした施設は、米国の病院のホンの少数派に過ぎません。そこにいる医者も、米国にいる医者のホンの少数を代表にしているに過ぎません。それも上のほうの、です。

田中まゆみさんというかたが『ハーバードの医師づくり』（医学書院）という本を書いていらっしゃいます。お読みになった方、いらっしゃいますか。名著です。彼女は大変賢明でして、この辺のトリックをよく理解していました。「だから」彼女は「アメリカの医師づくり」とは書かずに、「ハーバードの」としたのだ。私はこのように想像しています。

彼女もやはり、米国の、もとい、ハーバードを語りながら、心は日本に回帰します。日本の病院もハーバードのように変わるべきだ。それはできるはずだ。このように彼女は本の中で提唱するのです。この本の書き方は非常に戦略的でして、彼女の試みはほとんどうまくいっているのだと思います。残念ながら、ほとんどの日本のマスメディアが書く米国医療の紹介（さらには日本の医療の紹介）には、このような戦略性を見ることは、まずないのです。戦略性の希薄は日本の大きな欠点ですね。

おっと、いったそばから私自身も日本の話になりそうです。これはよくよく注意しないといけません。

そんなわけで、米国で活躍している日本人の多くは大変優秀な切れ者ぞろいで、米国のトップの医療機関を席巻しております。では、と皆さんはふと疑問をお感じにならないでしょうか。「下のほうは」どうなんだ？　上に登ったものがいる以上、下に転がり落ちた者だっているはずだ。そういう医者たちはどうやっているの？

米国のベンチャー企業は世界最高のレベルを誇っています。しかし、米国でベンチャー企業のレベルが高い、ということは米国でベンチャーをやればうまくいく、という意味ではありません。上手くいくのはごくごく一握りの人たちだけ。その下には死屍累々たる失敗したベンチャーがうようよしているのです。規制がない、ということは救いもない、ということです。

勝ち負けははっきりしているのです。

勝てなかった医者たちは、勝ち組に残れなかったものたちは、いったいどんな診療をしているのでしょう。知っていますか？ご存知でなかったならば幸いです。今皆さんは好奇心に駆り立てられ、純粋に興味を覚えるはずです。「知りたい」と思うはずです。

そういえば、患者さんはどうなんだろう。日本人が患者になった本を読むと一流の米国医療の恩恵がたくさん書いてある。例えば、千葉敦子さん。この希代のジャーナリストは、日本とニューヨークで乳癌の闘病生活をしました。彼女もまた、20世紀を代表する「米国と比べた日本」を語る人でもありました。70～80年代のころで、今のように情報のない時代ですから、それはそれで大きな役割を果たしたのです。また、彼女は「自分」について語ることのできるジャーナリストでもありました。これまた、稀有なことであります。

しかし、彼女には仕事がありましたし、医療保険を持っていました。米国でも最高レベルのメモリアル・スローン・ケタリング病院で治療を受けることもできました。仕事がある、ということは好きなブロードウェイのショーが観られる、ということだけを意味しません。収入がきちんとあるということは、医療を受ける権利を得ることでもあります。権利のない人たちは、メモリアル・スローンどころか、普通に医療を受ける権利すら与えられないからです。米国に、「まったく」医療保険を持っていない人の数、4,000万から5,000万人。

じゃあ、そういう人たちはどうなるの？

また、新しい疑問がわいてきました。好奇心がかきたてられます。

さて、ここで読者の皆さんは、「日本と比べて」というあの私たちが100年以上使ってきた枕詞と決別する勇気を持たなくてはなりません。今、皆さんは好奇心を抱きました。純粋に「知りたい」から知ろうとしているのです。そこから何かを得たり、日本に回帰するが「ために」知るのではありません。皆さんが今いる世界は「日本」、と「米国」、という点があって、それを結ぶ一本の線ではありません。ああ、なんとたくさんの線がこれまで描かれてきたことか！　皆さんに今見えているのは点だけです。「米国」という点だけ。どこにも対照となる、線を作るようなものはないのです。

不安ですって？

なるほど、これでは離れ小島の無人島状態ですね。何も見えないというのも不安です。では、こうしましょう。「米国」の周りに点を置きます。ただし、ここではひとつの「日本」という点だけではありません。「中国」を置いてみましょう。「ペルー」を置いてみましょう。「英国」も、「オーストラリア」も、「サウジアラビア」も……さあ、今皆さんの目の前には「米国」を軸にする唐傘のような絵が見えているはずです。見えましたか？　それでは準備OKです。このような視点から米国を見ると、これまでとは異なる姿が見えてくるはずです。なぜですって？　脚が二本の椅子は安定せず、すぐ倒れてしまうのです。椅子を安定させるには、最低でも脚は三本ないといけないのです。

いや、ご安心ください。私の心も、実は今も日本に向けられています。本書も例外となることなく、必ず日本に戻ってくるよう仕掛けを講じてあります。ただし、それは「比較文化論」という形ではなく……いえいえ、これは後でのお楽しみといたしましょう。

ただし、私は本題通り「悪魔の味方」です。その言葉は手厳しく、読み進むのは目に、足に痛くございます。その点、ご覚悟の程を。

この本は、2001年の4月から延々と連載していた「米国医療の現場から」というメールマガジンをまとめたものです。もともとメールマガジンは医療従事者だけでなく、一般の皆さんも対象にして書いていました。今回、医療従事者のための「医学書」を書くように、という依頼を受けるに当たって、大幅に内容、そしてスタイルの改編を求められました。メールマガジンでは極力自分自身のことは書かないようにしていましたが、今回本にまとめるに当たって、実際の「現場から」もたくさん書き足しました。病院で実際に働いている方が、現場を容易に想像できるよう、工夫したかったのです。また、私が現在やっている感染症科という仕事についても書き足しました。2001年9月11日以降、私がニューヨーク市で見たものについても、書きました。これらの原稿の一部は、他に書いたものを下敷きにして、大幅に加筆修正したものです。というか加筆修正の部分が多すぎて、原形をとどめなくなってしまいました。メールマガジンからの原稿は、なにしろ2年前からの連載なのでいささか古くなっているデータや話題もありますが、今読んでも役に立ちそうなものを選び、単行本用に文章を改めました。

さあ、皆様。お付き合いいただきましてどうもありがとうございます。長い、言い訳じみたこの前書きからおさらばして、本文に進むことにいたしましょう。

下敷きにした原稿

- 研修体制のここが問題、日米比較-研修システムはどうあるべきか、ばんぶう、日本医療企画、2001年4月号、26-28頁
- 感染症フェローの愉快な毎日　ジャミックジャーナル、日本医療情報センター、2002年2、3月号
- 海外EBM事情、米国の開業医にEBMが普及しにくいわけ、EBMジャーナル、中山書店、2002年9月号96-100頁
- 米国医療にみる専門化志向の長短、業務のレベルアップに欠かせない反面コスト膨張と機動力低下を招く、ばんぶう、日本医療企

画、2002年6月号、31-33頁

・経済的インセンティブ最優先は医療の質低下を招くのみ、米国にもない“安心”医療を追求せよ！、ばんぶう、日本医療企画、2002年8月号39-41頁

・アメリカ・カナダ医歯学・薬学・看護留学へのパスポート、はる書房（共著）

・メールマガジン、米国医療の現場から（http://www.geocities.co.jp/Bookend-Shikibu/4678/）

・メールマガジン、JMM（村上龍編集）（http://jmm.cogen.co.jp/）

第1章

米国医療の実際、知られざる実態

1．マーケットが牛耳る米国医療、けれども

皆さんは病院というものがつぶれることがあるとお考えでしょうか。開業医の医院ではありません。れっきとした大病院です。

米国ではそれが当たり前のことになりつつあります。現在米国のなんと3分の2の病院が経営難に陥っております。赤字です。ニューヨークタイムズの報道によると、この10年間につぶれた一般病院は450以上。

米国の病院には営利病院、非営利病院、そして公立病院に分けられますが、大多数は私営の営利病院か、非営利病院に分けられます。もっとも、非営利といっても利益を株主への配当金として還元していない、とかいう違いがあるだけで、そこの院長は何十万ドルという給料をもらっていますから、清貧のボランティア団体、というイメージからはかけ離れています。営利、非営利を問わず、これらの病院の最大の目的は利益を上げることにあります。事実上は。

私の勤務していた病院も合併に合併を重ねて合理化、経営の向上を模索しています。コスト意識が高いと日本でよく報道される米国の病院です。確かに経営努力は目覚しいのですが、なかなか黒字に転向できません。

病棟をつぶし、ベッド数を減らすことで医療従事者の数を減ら

そうとしています。患者さんそのものの数が減るわけではないので、病院はいつも満床。ベッドの占有率は実に90％を超えています。こうなると、適切な場所に患者さんを配置することができません。たとえば、老人内科の病棟というのがあります。ここには老人内科の専門医がいます。米国には実にたくさんの専門医がいるのです。彼の専門は高齢者特有の病気を診ることで、彼はその道のプロなのですね。

ところが、です。

ベッドをいっぱいにするために、この老人内科病棟にあろうことか、20代のHIV患者が何人も入院しています。老人内科の専門医は、昔、内科の研修も受けたことがありますし、専門医資格も持っています。けれども、もう何十年も高齢者以外を診たことなんてありませんし、HIVの知識なんてぜんぜんありません。それでも彼は研修医や学生を指導しなくてはならないのです。ふーむ。このような仕組みだと、老人内科の先生も、さぞ生涯教育になっていいんじゃない？

なんてことは、もちろんありません。

「うーん、これは感染症科にコンサルトを頼もう」

というわけで、私の出番です。かくして私のような「感染症の専門」の医者たちが、「市中肺炎」や「ほうか織炎」といった当たり前の病気のために主治医チームに加えて診療に携わります。一人の医者で簡単にマネージできるごくごく簡単な病気なのに、こんな変な話でもってたくさんの医者がかかわっていきます。医療費はますますかさみます。

さて、かの老人内科の先生は、というと「感染症科のいうとおりに」と毎日判で押したようにカルテに記載するだけです。これでも彼は、ちゃんと診療報酬、もらってるんです。

誤解してはいけません。別に「老人内科」がいけない、といっているのではありません。逆もまた真なりでして、HIVの病棟というのもありますが、ここにHIVとは何の関係もない患者さんがたくさん入ってきます。病棟を管理しているのは感染症科の専門医。感染症以外の病気は、血糖を下げることも、血圧を管理することも満足にできない「専門家」集団です。この病棟に感染症以外の病気で入院してきた患者さんは、かくして感染症科医が呼ぶコンサルト医に病気を治してもらうことになります。

感染症科医もかつては内科の研修をきちんとしていました。専門医資格も持っています。それに、以前はこういった専門医もちゃんと当たり前の病気、common diseasesの管理を行っていました。

今では、そういう医者はむしろ少数派になりつつあります。それはいったいなぜでしょう。

理由のひとつにHMOというのがあります。HMOとはhealth maintenance organizationのことで、米国に数ある医療保険の一種でもあります。

HMOの医療保険にはいくつかの特徴があります。まずひとつ目は保険料が比較的安価なことです。そして、ふたつ目には、患者さんはかならずかかりつけ医をもたなくてはならず、専門医にはそのかかりつけ医の紹介がないと診察できないのです。

Aさんがある開業医さんBのオフィスで診察を受けていました。この開業医のBさんは私の知り合いで、感染症の専門家です。私がまだ研修医のときは、彼のオフィスに毎週行って、外来のマネジメントを勉強させてもらっていたのです。

AさんはHIV陽性でした。そのためBさんにエイズの治療を長年してもらっていたのです。

Aさんの医療保険はHMOでした。感染症科の専門医に直接診てもらうことはできず、だれか、プライマリケア医の紹介が必要でした。

もっともまだ30代前半のAさんはHIV以外に医者にかかる理由がありません。彼の一番の問題はエイズの治療でして、べつにほかに医者にかかる必要などないのです。それに、Aさんは自分がHIV陽性であることをあまり多くの人に知ってもらいたくはありませんでした。医者といえども、例外ではありません。専門医のBさんは一計を案じ、自分のグループ内のプライマリケア医Cを「紙の上での」主治医ということにして、HMOに提出、保険診療が認められるようになりました。CはAさんのことなど知りませんし、お互い会ったこともありませんでした。

あまり専門医ばかりにかかりたがる米国人のために医療費は馬鹿高くなってしまう。医療費高騰の防止のために設けたHMOだったのですが、実際はザルみたいなもんで、これで米国の患者さんが専門医にかかる数が減ったりはしなかったのです。

まぁ、ここまではよかった。

ある日、Aさんのコレステロール値がずっと上がっていることにB医師は気がつきました。プロテアーゼ・インヒビターというHIV感染に使われる薬の副作用、と見なされたのです。ここで問題が生じました。

高コレステロール血症は、「ありふれた病気」、common diseaseです。HMOを運営していた保険会社がクレームをつけました。この病気はプライマリケア医が治療すべきで、感染症科専門医が行うべきではない、と。

かくて、本来ならばB医師だけに治療をしてもらいたかったA

さんは、正式にプライマリケアのC医師にアポをとってコレステロールを下げる治療をお願いすることになりました。皮肉な話ですが、このケースでは医療費を下げたかったHMOの目論見が裏目に出て、逆にたくさんの医者にかからなければならなくなってしまっている、そういう矛盾が生じています。

感染症科専門医のB医師はいいます。

「うーん、困ったもんだ。けれどもちょっとホッとしているんだよ。もう高コレステロール血症なんて10年以上診てないからな。ぜんぜん忘れちゃったし。それに、もう私が研修医のときとは診断基準も変わっちゃって、治療薬も聞いたことがない薬ばかりさ。最近、プロテアーゼ・インヒビターが出てきてにわかにコレステロールが問題になってきたけれど、以前は感染症の医者はこんな知識なくても全然よかったのだよ。まあこういうのはC医師のほうが得意だろうから、彼に任せるさ。」

——でも、米国では内科専門医試験は更新制で、10年おきに試験を受けなおさなくてはいけないんじゃないんですか？

「まあね。確かにそうだけど、あれはまあ試験だから。数ヶ月前から問題集を解き、リゾート地でやっている試験直前対策レクチャーを聞いたら、まあ大体受かるよ。不整脈の薬なんか前日丸暗記。試験の次の日には忘れちゃうな。あれってとても合格率は高いし、万一落ちても点の悪かったところだけ、何回も受けなおさせてくれるんだよ。まあ昔やったことはなんとなく覚えているから、5択問題でどれか選べ、と言われれば大体正しい答えを選ぶくらいの記憶はある。もちろん、実際に患者さんを診ることができるかどうか、というのは全然別の話だ。どの不整脈にどの薬を使うか、という問題ならまあ丸暗記できるけれど、実際に不整脈の患者を診たら、即心臓内科コンサルト。これでいいんだよ。」

——でも、Bさん。それじゃあどうして試験なんて受けなくてはいけないんですか？

「それが決まりだからね。まあないよりはいいんじゃないの？あれがなければ開業医なんて絶対勉強なんてしないよ、全然」

——でもこれだけ医学の進歩が早いと、たくさん勉強することがあるでしょう。

「いやーお恥ずかしながら、開業してしまうとなかなかそんな暇なくてね。そりゃあ研修医のころはたくさん勉強したさ。プレゼンやラウンドでかっこよく見せるために、ニューイングランド・ジャーナル・オブ・メディシンやJAMA（米国医師会雑誌）は毎週読んでいたし。けれども開業してしまうといろいろペーパーワークやらなにやら大変でね。研修医のころは収入もなく、若かったからただひたすら勉強だったけど、今は他にもエンジョイしたい生活もある。ブロードウェイの舞台も見たいし、株式のポートフォリオも管理しなくてはいけない。まあ開業して地位も固まってしまうと、別にがんばって勉強しても得することもないしね。今得ている知識は、そうだな、製薬会社が高級レストランでやってくれる招待講演か、薬の広告くらいだな。自分の専門分野は毎年学会に行けばそれで、毎日の診療には差し支えないくらいの知識は得られる。それにニューヨークタイムズやニューヨーカーで話題になっている論文にはちょろっと目を通すかな。」

——Bさん。最近ではUpToDateなんてツールもあって、ちょっとわからない問題なども簡単に調べられるみたいですよ。

「皮肉なことに、UpToDateを最も使っているのは、教育病院の指導医と研修医なんだそうだ。米国の開業医の大多数はコンピューターを診療には利用していない、って知っているかい？　よっぽど儲かっているところでない限り、カルテも未だにほとんど手書きだし。コンピューターは、ラボをチェックして電子メールに使う程度だよ。UpToDateを読むより、コンサルトを頼んだほうが簡単じゃないか、それに。第一、なんかあったときに訴えられる危険を考えたら、そのほうが確実だよ。」

さて、愛すべき正直なB医師の独白はこの辺にしましょう。話が脱線に脱線を重ねてしまいましたが、病院がつぶれる話でした。

医療機関がある程度コスト意識をもつということは大切なことです。目の前の患者さんのために、となりふりかまわず医療費を湯水のように使えるような国はもはや世界中探してもどこにも存在しません。一般的に臨床医の顔は常に目の前の患者さんのほうを向いていています。医療費全体を下げようという社会的な意識は働きません。

それどころか、しばしば医師は経済について無知です。そのくせ、自分はインテリであるという変な自尊心が働いてその無知を認めようとしません。マネジドケア、という外部の第三者に医療費の管理をまかせる、というアイディアそのものは、そういった意味でなかなか優れたものだといえるのです。マネジドケアについては詳しく後述しますが、経済音痴の医師に変わって医療に使うお金を有効に使ってくれ、その結果医療費を下げてくれる第三者によるシステムとして期待されていました。

が、残念なことに、マネジドケアは当初期待されたような働きを見せませんでした。現在米国では再び医療費の高騰が始まっています。ほとんどの医療がマネジドケアの管理下にあるにもかかわらず、です。その理由は誰にも明らかにはされていませんが、Bさんの独白にそのヒントが隠されています。私の考えでは、利潤を追求するマネジドケアと本質的に資本主義的に徹することができない医療との矛盾が浮き彫りになっているように思うのです。(マネジドケア団体にも営利、非営利のものがあります。が、事情は病院と同じでして、すべて民間によって運営されており、いずれにせよ、大変資本主義的なのです。ある「非営利」のマネジドケア団体の社長は年収100万ドル。セレブリティーが連なるアッパーイーストのコンドに居を構え、ジャガーを乗り回しているのだそうで……）医療という分野は根本的に、この資本化社会、自由化・規制緩和化社会にそぐわないと私は思います。

米国では医療費がGDPの13％（西暦2000年時、WHOの資料による）。先進国ではダントツのトップです。医療費が高い高いといわれる日本でも10％すら上回っていないのです。おまけに米国に住む人では、全くの無保険の人が4千万から5千万人いるといわれています。全くの無保険。医療保険が全く存在しないのです。公的保険であるメディケア、メディケイドすら、ないのです。この何千万という人たちには。この人たちは、当然まともな医療を受けることができません。米国の高い医療費は比較的少数の人たちに、選択的に使われていることになります。つまり、実際に医療を提供されている人当たりでみると、GDP当たりで計算されている医療費は、さらに割高になる、ということになります。

医療費の無駄は削り、高齢化社会に備えることは必要です。入院期間の短縮など、試みる価値のある改革は山とあると思います。それは医療費の膨張とパンクで国民が困ったことにならないために必要な「手段」です。しかし、米国のように経済効率が本来の目的を凌駕するようでは、医療費抑制が自己目的化するようではいけません。

しかも、さらに悪いことに、米国のマネジドケアはその医療費抑制すら成功させることはできませんでした。マネジドケアにより医療の質は確実に落ちましたが、医療費は引き続き上昇し続けたのです。

日本の厚生労働省は米国の公的医療保険メディケアをモデルにして医療費の削減を行おうとしているときいたことがあります。

この本の性格上、日本の医療事情については云々しないことを原則にしているのですが、ちょっとこのことについて書いてみることにしましょう。

日本のマスメディアの方からよく米国の医療制度について質問を受けます。このとき、半分かそれ以上の方は、米国の医療制度が日本のそれより優秀だ、という前提に基づいて取材にいらしています。中には先にそういう結論を立てておいて、私の所にインタビューにいらっしゃる、という本末転倒な方もいます。結論が出ているのなら、私のところなんぞに来なくてもいいのです。真実とは、分かるまでは不問にしておくもんですが。

私が「いや、そうでもないんですが」とやんわりたしなめると、食って掛かるように「そんなことはないでしょう。やっぱり日本の厚生労働省はだめでしょう」みたいな結論に強引に持っていきたがる。困ったもんです。

医療経済的にはマネジドケアを中心とした米国医療は現在失敗である、と米国内や欧州の専門家には評価されています。これには米国の医療関係者、特に医師のほとんどが賛同しています。それでも日本の政府関係者やマスメディアは、「米国医療から学ぼう」と相変わらずワンパターンな問い合わせを絶え間なくしてきます。病院には日本の各機関から見学やら説明会やらで、よくお客様がお見えになります。途上国、先進国を問わず、こんなに見学に来る国の人は、日本のほかに見たことがありません。

私にはちょっと理解できない現象です。

先進国で米国のように、国民皆保険制度をとっていない国は皆無です。ゼロなのです。みな、米国の医療経済は失敗作であることを知っており、そこから学ぶことは、たとえあってもごくわずかであることを理解しているからです。日本だけが、この国からノウハウを得ようとしている。反面教師として利用しているようにもみえないのですが。

ニューヨークタイムズ2001年5月7日によると、首都ワシントンDCにて長きに渡って貧しい患者さん（主に黒人）を診療してきた公共病院がつぶれることになるのだそうです。私立病院に比べ米国では数の少ない公共病院です。この病院では、看護師さんが1ドル紙幣をポケットに入れています。帰りのバス代のない患者さんが家に帰るとき、この1ドル札をそっと手渡して交通費の足しにしてもらっていたのです。そういう涙ぐましい努力を払ってきた、心温かい病院です。それが、つぶれた。

つぶれる病院が増えても、患者さんの数そのものが減るわけではありません。医療提供のリソースが減っていく、という意味で患者さんには心配なことでしょう。特に安価な公立病院がなくなってしまうことは、多くの患者さんにとって死活問題でもあります。

しかし、米国にはこのような問題を簡単に解決する、切り札があります。これについては章をあらためてご紹介いたしましょう。

■とまらぬ、医療費高騰

米国では、医療費が高騰しています。では医療産業にある人たちは、果たしてこれで儲かっているのでしょうか？　うーん、どうもそうではないようです。

医療経営を管理するマネジドケア団体。経営がうまくいっていません。医療費が高騰し、医療保険の利用者が少なくなったため、マネジドケア団体にもそのあおりがきてしまっているのです。締め付けの厳しいマネジドケアにも医師や患者の反発が激しくなってきました。最近では、患者さんや医師がマネジドケア団体を訴えるケースも垣間見られるようになってきました。ニューヨーク州では出産後24時間以内に退院しなくてはならない決まりになっていました。これが「エビデンスに基づいた」「コスト効果の高い」医療だといわれたのです。しかし、これは医師や患者さんの猛反発を招き、制度は廃止になってしまいました。出産後、妊婦さんは48時間までなら病院に入院できるように、現在では改正されています（それでも短い？）。

病院の経営がよくないことは、すでに述べました。あの手この手を使って経営状態をよくするために病院も必死です。

医者も、ハッピーではありません。医師はマネジドケア団体からの金銭的な、精神的な締め付けにあって大変きつい思いをしてきました。ここにきて、公的保険であるメディケアやメディケイドからの収入も減ってきています。医師は大変アンハッピーなのです。ここに現ブッシュ政権の目論見が透けて見えてくるのですが……

まあその話は今はおいておいて。

米国にも不況の影が見え隠れしています。ところが、この厳しい医療財政の中、一人勝ちしている分野があります。それが製薬業界です。

2001年5月8日のニューヨークタイムズでは、医療費の異常な高騰が、医師が処方する高額な新薬のせいであると指摘しています。うつ病の薬や鎮痛剤、糖尿病の薬、と最近認可された新しい薬を医師がたくさん処方したことが医療費の最高騰を招いたとのことです。新しい薬にはパテントがついています。開発にかかった費用を回収し、おそらくはそれ以上の利益を得るため、新薬の値段には特許料その他の値段が上乗せされています（薬の値段設定については後述します）。古い薬に比べ、ずっと高額なのです。

では、米国の医師はどうしてそんなに新しい薬を処方するのでしょうか。

その裏には製薬会社の大々的なプロモーションがあります。

リゾート地のサンディエゴは米国南西部にあり、常夏のパラダイスです。

今日も製薬会社のレプリゼンタティブが医者を接待してゴルフ三昧。自社の製品をたくみに売り込んでいます。

日本のみなさんからみると、米国の医師はプロフェッショナルにして潔白、製薬会社からの接待なんて絶対受け付けない。そういうイメージがあるようです。

なんのなんの。日本の国立病院ではいまや製薬会社のロゴの入ったボールペンすら受け付けないくらい清廉潔白ですが、米国では高級レストランでのディナーや学会の旅費の支出は当たり前。また、大学の研究者も多額の研究費を支出してもらっており、いまや製薬会社のお金に関与していない医者などほぼ皆無、といっていいくらいです。私もよく食事をご馳走してもらい、食費を浮かしているのです。

何しろマーケットの国ですから。

ところが、2002年の4月以来、このような「よく見る光景」に変化が見られはじめています。この月、製薬産業に新しい勧告が出回りました。これによると、医師の接待にゴルフやスキー、野球観戦といった類のものを含まないように、というのです。拍車をかけるように10月からは連邦政府（FDA、食品薬品管理局）のガイドラインが作成され、製薬会社の過熱気味の医師への接待を自重するよう求めています。

どうして急にこのような動きが出てきたのでしょうか。

製薬会社が自社のプロモーションに使うお金は実に年間190億ドルにも及びます。日本円にしてだいたい2兆円くらいですか。そして、その3分の1は医師への接待に使われているというのです。何千億円という額が接待に使われているのです。異常と言わざるを得ないでしょう。

製薬会社はお金儲けに関しては筋金入りのプロ集団ですから、むだな出費はいたしません。医師にご馳走しても、見返りは要りませんよ、なんてことは考えていません。しっかり儲かるという見積もりがあるからこそ、想像すらしづらいほどの高額のお金を出しているわけです。

製薬会社のレプリゼンタティブ、日本で昔プロパーさんと呼ばれていた仕事には、厳しい規制があります。「この食事をご馳走する代わりに、うちの薬を使ってください」という言い方はできません。けれども、食事とともに高い高い新薬のパッケージやサンプル、ロゴつきのペンなどを配ることで、無意識のうちにこの新薬への好意的なイメージを植えつけるのです。医師が新薬をどんどん処方する秘密のひとつが、ここにあります。

開業医さんの最大の情報源は製薬会社由来です。厳密に言うと製薬会社をまったく経由しない医療情報なんて皆無なのですが、それについてはすぐ解説しましょう。いずれにしても、あの人のいいBさんのように、製薬会社が持ってくるパッケージを情報源に処方している医師はとてもたくさんいるのです。だからこそ、このような製薬会社のプロモーションがうまくいっているわけです。

でも、誰が情報を提供してくれるのだって、いい情報を得て、患者さんがいい薬を処方してもらえるんだったらそれでいいじゃない、という考え方もできるでしょう。新しい治験、新しい薬。昔から不勉強で10年前とおんなじ診療しかしない、角のD先生よりはよっぽどまし？

製薬会社のレプリゼンタティブの規制は厳しいと書きました。そこには情報提供についての、細かい制約も含まれています。

もちろん、薬に関する「嘘」をついてはいけません。ありもしない薬効を医師に言うのは当然ペケです。

しかし、彼らは筋金入りのプロ集団なのです。そのへんはよくよく了解しています。

たとえば、ペニシリンという薬があります。とても安い抗菌薬ですが、効果は抜群。1920年代にフレミングが発見したこの薬は、未だに使用価値は高いのです。

ところが、このペニシリンを使う医師がめっきり減りました。まあこんな安い薬、プロモートする製薬会社もありません。

製薬会社のEさんは医師に甘い言葉でこうささやきます。

「いやー、先生（っていうのは日本だけか)。今度うちから出した新薬のセフトリハエトリマイシン。髄膜炎によく効きます！見てくださいこのグラフ。ペニシリンに比べて、髄液移行性がこんなにいいのです。一目瞭然ですね。」

彼の言っていることには曇りほどの嘘もこめられていません。髄液移行性の差は、臨床結果に反映せず、ペニシリンの薬効もかのセフトリハエトリマイシンにも、全然治療効果に差はない、ということを、さりげなく言わなかっただけの話です。

こうして製薬会社は、医者をちやほや接待し、サブリミナルにあの手この手を駆使、それが回りまわってペイするよう、心理学的にもその他にも充分戦略を張り巡らしているのです。

勉強不足かつ社会経験不足の医者では、とても抗うすべがありません。やっかみ半分かもしれませんが、学生時代がやたらに長い米国の医師はどこか幼稚だ、とは欧州育ちの医師の弁。この影響力にはさしものEBMもかなわないのです。

研究によると、薬屋さんとより多くの時間を過ごしている医師は、安い薬を処方しにくいといいます。1996年より30％も処方薬の量が増えている理由の一端もそこにあるような気がします。

賄賂、リベートにあたる英語でよく使われるのはキックバックという言葉です。医師同士のキックバックは米国で最近禁止されました。製薬会社も医師にリベートを渡して特定の薬をより処方させる、ということを意図的にやってはいけません。彼らはあくまで、そういう「意図なしに」接待し、その結果たまたま医師が処方の方法を変えている、という建前をとっています。

もちろん、米国にもこのような拝金主義に反対する医者もいます。薬屋さんからもらったペンをチャリティーに出し、ウェブサイトを出して医者のモラルの向上を訴えます。

また、冒頭に紹介したように、政府もやっと重い腰を上げました。ガイドラインをだし、このような現状を打開しようとしています。ガイドラインはあくまで「ガイドライン」でして、拘束力はありません。それに、共和党政権には多くの製薬会社のロビイスト*3がついていることは公然の秘密であり、政策が骨抜きになるであろうことは容易に予想がつきます。ある製薬会社の方と雑談していましたが、「どうせ今の規制もあと2年くらいでなくなって、また元のようになりますよ。そうしたらゴルフでも舞台のチケットでも何でも手配しますよ」といっていました。

連邦政府が当てにならないのなら、州政府があります。

バーモント州では医師に25ドル以上のギフトを提供するときには州当局に報告しなくてはなりません。これを怠ると1万ドルまでの罰金を製薬会社はとられます。ニューヨーク州なども同じような州法を制定することを検討中です。

米国医学生協会は、医学生がこのような製薬会社の接待を受けないよう勧告しています。が、高い学費ローンのうえに無給の医学生にとって無料の食事やペンは魅力的です。それに指導をしている医師たちが平気でこのような接待をうけている、とあっては学生だけ取り締まるのも「奇麗事」と皮肉に肩をすくめられてもしかたのないところでしょう。教育病院などでは研修医に、このような動きに自主規制を設けているところもありますが、同様の理由でなかなかうまくいきません。

では、研究機関、アカデミックな環境ならばいいのか？

さて、米国のほとんどの医学校（Medical Schools）、およびその関連病院は研究のために製薬会社から資金援助を受けています。全く受けていない研究機関はほぼ皆無、といってもよいでしょう。

---

*3 lobbyist。米国では元来建物のロビーに居座って政治家に圧力をかける個人団体がおり、ここからこのような行為をロビーと呼ぶようになった。ロビー活動をするのがロビイストである。

国際医学雑誌編集者委員会は2001年、研究者に対する論文発表の新しいガイドラインを発表しました。そこでは、研究におけるスポンサーをすべて表記すること、研究者の見解が製薬会社などのスポンサーの見解や影響力から完全に独立していることを明記しています。

しかし、医学校のほとんどが、この新しいガイドラインを遵守するつもりはないことを表明しています。108の医学校を調査した結果、このようなことが分かりました。

それどころか、多くの研究者は、自分の行ったデータを自由に発表する権利すら持っていないことが分かったのです。スポンサーである製薬会社との利害関係を損なうようなデータがそこには含まれているかも知れないからです。製薬会社がスポンサーとなるとき、このような旨を明記した契約書に研究者はサインさせられます。

アポテックスという会社はサラセミアという血液の病気の新薬を開発していました。ところが、ある研究者がこの薬にサラセミアの治療効果はなく、おまけに肝臓にダメージを与える副作用があることを知りました。この研究者はただちにこの事実を報告し、しかるべき対応をとるよう求めました。

ところが、アポテックスはこの薬の臨床実験を直ちに中止し、研究者にこの薬についてのデータを一切公表しないよう警告を与えたのです。データの公表は会社のイメージダウンにつながります。ですから、このような事態に備えてアポテックスは、スポンサーになる条件として契約書を用意していました。アポテックスの不利になるような情報の公開は契約書に反しており、もし契約を破ったのなら直ちにその研究者を告訴する、と脅したのです。

アル・パチーノとラッセル・クロウという名優二人が共演した「インサイダー」という映画があります。タバコ会社の不利益となるデータを内部告発した男の悲劇と葛藤を描いたものですが、実話に基づいて作られています。

このような話は医療界でもめずらしくないのです。

件のデータは医学雑誌で最高の権威を誇るニュー・イングランド・ジャーナル・オブ・メディシンに発表されました。

この雑誌は調査結果を受けて「憂慮に値する状況だ」と断じ、医学研究界がお金によって染まってしまっている現状を嘆きました。

むろん、医学校側としては、「お前に言われたかーないよ」という気持ちでしょう。何しろニュー・イングランド・ジャーナル・オブ・メディシンという雑誌を開くとその半分近くのページは製薬会社の広告に割かれています。いかに学会内では高い部数を誇る、といっても広告料がなくてはこの雑誌も存在できません。

製薬会社のお金に染まっているという意味ではニュー・イングランド・ジャーナル・オブ・メディシンも同じ穴の狢なのです。

製薬会社は米国とカナダの医学研究における最大のスポンサーです。

しかし、彼らはもちろん慈善事業でお金を研究機関につぎ込んでいるのではありません。これは純粋にお金を稼ぐための投資なのです。自ら開発した薬の薬効を確認し、薬の認可機関であるFDAから薬の使用認可をもらい、テレビなどのマスメディアで大々的に宣伝する。そしてマーケットで莫大な利益を得るための投資なのです。

彼らは純粋な、そして大変優秀な営利団体で、どうやったら利益を得ることができるかよく理解しています。無駄なことに金をつぎ込むことはありません。

学術界はそうではありません。彼らには純粋に学術的な、そして人道的な見地から何が患者さんにとってよいことなのか、科学的に、公正に研究する義務があります（この義務は法的な義務ではありませんが）。金銭的な利益が目的の製薬会社と利害が必ずしも一致しない、ということは簡単に理解できるでしょう。

例えば、ある研究でAという製薬会社がBという新薬を開発しました。Cという大学病院にBの薬効を実際の患者さんで確認してもらおうとします。もし薬効が研究によって明らかであるならば、Cは学会や学術雑誌でこれを大々的に発表します。今まで知られていない薬効なら、FDAにBという薬の新たな認可を得ることも可能です。

しかし、例えばBという新薬が何の効果もなかった場合はどうでしょう。あるいは他の会社のDという薬よりも効果が落ちる場合についてはどうでしょう。誠実な製薬会社や大学ならば、これもきちんと発表するかもしれませんが、もちろんその保障はありません。現に、製薬会社がスポンサーになった臨床研究で、その開発した薬が他の製薬会社の薬よりも劣っていた、という事実をメジャーな学術誌に発表したことは、私の知る限りではここ数年で1回しかありません。この発表は「製薬会社も意外なことをしたものだ」という驚きの声を持って読者にむかえられました。このような例がいかにまれであるか、という証左でありましょう。

これは何も私が発見した事象ではありません。「パブリケーション・バイアス」という名前でもってよく知られています（厳密に言うと、これはパブリケーション・バイアスの一例ですね）。山のようにある実験データもすべてが公表されるわけではありません。偶発的に発表されないこともありますし、そこに意図的な匂いを嗅ぎつけることもありましょう。先に挙げたサラセミアの薬がその一例です。

データも結局は金次第。EBMもマーケットには勝てない、ということです。

■ハッチ・ワックスマン法

新薬を開発すると、特許が取れます。パテントといわれますが、このパテントが効いている間は他の製薬会社は同じ薬のコピーを作ることはできません。

特許期間が切れると、他の製薬会社は他社の製品のコピーを作ることができます。

薬の開発には多大な費用と時間がかかります。動物実験で薬効を調べ、健康な人で薬の効果と副作用を調べ、実際に患者さんに使って実際に効果があるかどうかを確認し、最後に使用の認可をお上からもらってやっと発売となります。お上とは米国では食品薬品管理局、FDAのことです。

また、開発中に薬効の不足や予期しなかった副作用のために販売を断念せざるを得なかったもの、せっかく販売にこぎつけたのに思いもしなかった副作用があることが分かってマーケットから撤退せざるを得なかったものもたくさんあります。
ひとつの薬が世に出て定着するためには、多くの薬がその背後で死屍累々としていることを理解しなくてはなりません。
たとえば、うまくいかなかった失敗作の開発費も市場に出た新薬の儲けでもとを取ろうとしますね。オリジナルな薬をブランド、それをそのまま他の製薬会社がコピーしたものをジェネリックといいますが、ジェネリックの方が圧倒的に安くなるのはそのためです。日本ではゾロ薬ともいいますね。

ジェネリックの場合、薬の開発部分を近道しており、開発費用は格安で済みます。従ってジェネリックの薬は価格は本来特許をとった薬、ブランドと呼ばれる薬よりもはるかに安く手に入ります。米国には医療保険を持っておらず、薬代を全部自腹で払っている人が結構いますから、こういう人たちにははるかに安く、効果は同じのジェネリックの方がお勧めです。効果もオリジナルなブランド薬にそうそう劣りはいたしません。

しかし、本来新しい薬を開発した製薬会社としてはこれではたまったものではありません。長い年月と費用をかけ、失敗に失敗を重ねてようやく世に出した新薬を簡単に安価でコピーされるというのはいかにも殺生な話です。そこで、新薬を開発した本来の会社を守るために、特許をとった最初の会社以外は数年はジェネリックの販売を禁止しています。

米国民は薬に対する意識が高く、特に新薬は人気があります。テレビや雑誌での個別の処方薬の宣伝も認められていますから、開発当初は製薬会社のほうも力を入れて売り込みます。うつ病の薬、痛み止め、性機能不全の特効薬と、大々的なマーケットがここに生まれます。

この、特許とジェネリック販売の許可をまとめた法律が1984年にできたハッチ・ワックスマン法です。ブランドの新薬の収益を保障しつつ、適切なジェネリックの販売を許可することで消費者に定額で薬が手に入るような工夫がされていました。

悪いやつらはいるもので、この法律を悪用して大もうけしている製薬会社が最近目立ってきました。

ひとつの薬に次から次へと別の特許をとり、いつまでたってもジェネリックができないようにした会社がいます。マーケットに出ているのは高価な薬ですが、他の会社は同じ薬を売ることができないので一人勝ちです。

別のケースでは、ブランド薬を開発した会社がジェネリックを作る会社に金を払い、故意にジェネリックの販売を遅らせていました。ブランド薬を作る会社にもジェネリックを作る会社にも充分な収益がありますが、当然損をするのは患者さんです。

法の抜け道を悪用するのは当然悪いことですが、法律に欠陥があったことも事実です。ニューヨークのシューマー上院議員、アリゾナのマッケイン上院議員が抜け道の多いハッチ・ワックスマン法の改正に乗り出しました。

このシューマー・マッケイン法案には当然製薬会社が猛反発しました。会社の収益が下がるような法律は到底容認できないわけです。

もともと貧者の救済を目的としたキリスト教では、らくだが針の穴を通るくらい金持ちの幸福は得がたいといいました。中世になってローマの教皇が十分の一税をとるようになり、本来の目的から堕した金権宗教が始まります。本来キリスト教国家である米国が世界最大の自由主義経済を謳歌しているのも遠因はこの時期にあるのでしょうか。
金の力が宗教界を席巻したのが千年以上前の話です。医療にも金の影響力が否応なくおそってきます。

私たち医師や患者さんの介入するチャンスが全くないこの論争、はたしてどうなることでしょうか。注目されます。

さて、諸外国ではこのような製薬業界の逆手をとるような動きも見られ始めています。

ブランド薬であることが、かくも大きな利益を生む現代ですが、このルールに激震を起こしたのがインドの製薬会社サイプラです。この会社が作ったエイズの薬（ジェネリックです）をブラジルや南アフリカ政府は特許料を払わずに安価で患者に提供しました。掟破りの発展途上国の逆襲です。世論は彼らを味方し、欧米の製薬会社は薬価を下げたうえに訴訟も取り下げるという大惨敗を喫しました。

■地獄の沙汰も、金次第。医療の質も金次第。

米国医療の評判を落としている最大の原因は、医療保険制度です。
高齢者と貧困層にしか公的保険は適用されず、その公的保険も制限に満ちている。先にも述べたように米国には医療保険を全く持っていない人が4千万人以上もいるのです。これらの人々は当然高額な医療費など自腹では払えない層でもあり、事実上彼らには一般的な医療への道は閉ざされています。日本や多くの欧州の国が国民、あるいはそこの住人すべてに医療保険を適応しているのと比べると大きな違いです。米国が先端医療の進歩に関してはダントツで世界をリードしているにもかかわらず、世界保健機構WHOの評価では先進国中最低レベルの医療の質、と酷評されているのもここに主な原因があります。

クリントン政権時、当時大統領夫人のヒラリーはこの医療制度を大幅に改革しようと試みました。米国民主党はもともと弱者にやさしい政策をとる傾向があります。

ヒラリー・クリントンは米国民すべてが基本的な医療を受けられるよう尽力したのでした。が、ご存知のようにこの法案はあっけなく共和党が多数を占めた議会でつぶされてしまいます。ヒラリーの案は理念的には素晴らしかったのですが、現在の米国の医療の現状を根本的にひっくり返すようなラディカルな法案だった、というのが廃案の最大の原因だったようです。

ヒラクリ（？）だけではありません。古くはケネディー大統領の時代から、国民皆保険を達成しようと多くの人たちが努力してきましたが、いずれもつぶされています。2002年には、オレゴン州が業を煮やし、州独自の皆保険制度を作ろうとしましたが、これも州民投票でつぶされてしまいました。

そうしたなか、ニューヨーク州のパタキ知事が独自の医療保険カバー法案を州法として可決することに成功しました。どちらかというと弱者には厳しい共和党員であるパタキ氏ですが、同党出身の大統領ブッシュのお墨付きをもらっての堂々の可決です。これによりニューヨークの60万人以上の人が医療保険の恩恵を受けることになるそうです。

ファミリーヘルス・プラス、と呼ばれるこの医療保険は高齢者へのメディケア、貧困層へのメディケイド、そして子供のためのチャイルドヘルス・プラスに加わる第4の公的保険です。連邦政府全体ではなく、比較的小規模なニューヨークの州法であったこと、ニューヨークが民主党寄りな州であることなどいろいろな要素が追い風になりました。

ニューヨークには未だ保険の全くない人が3百万人以上住んでいます。今回の新しい保険はこの事実を鑑みるに、焼け石に水でしょうか。

私はそうは考えません。

夢の中のケーキよりも現実の飴玉、ヒラリーがなし得なかった弱者への医療の提供を少しながらも着実に現実のものとしたパタキは賞賛されるべきでしょう。一歩目がなければ二歩目はありえないのですから。

ただ、現状は甘くはありません。鑑みるに、最大の問題点は政治家の能力云々というよりも、米国民の志向そのものにあるようです。

あるエイズ患者さんが､私の勤務する病院に入院してきました。スペイン語しかしゃべれないヒスパニック。保険はメディケイドしかなく、薬物中毒の既往があります。典型的な「医者に嫌われる」患者さんのパターンです。エイズの合併症で意識障害、腎不全、敗血症と次々と合併症に合併症を繰り返し、集中治療室と一般病棟を行ったり来たりしています。入院はもう数ヶ月に及んでいます。米国の病院で数ヶ月の入院、集中治療室でのケアも含んでいます。その治療費は膨れ上がって、普通の人では一生かかっても払える額ではありません。彼女の場合には、所得がない人のための保険、メディケイドに加入していますから、この治療費は連邦政府が財源になっているメディケイドが支払ってくれています。

カリフォルニアから研修に来ている医学生がこういいました。
「こんな患者さんのために、私の払っている税金が使われているなんて、たまらないわ」

まじめで、優秀な医学生ですが、彼女は自分のコメントが別に問題だとも考えていないようです。また、聞いていたチームの仲間もこの意見にはおおむね賛成のようでした。

要するに、米国の人たちは、こういう気分なのでしょう。がんばって所得を得たものが、成功したものだけがそのがんばりに報われる権利がある。薬を使ってエイズになって、英語を話すインテリジェンス（？）も努力も見られない患者なんかに、自分たちががんばって稼いだ税金を使われるのはフェアではない。米国流の正義感から、彼らはこう考えているようなのです。

いくらヒラクリや他の議員ががんばって米国に皆保険制を導入しようとしても何度も何度もつぶされるのも、製薬会社とコネが強く、弱者には冷たいといわれる共和党が2002年の中間選挙で大勝したのも、要は国民がそういう国家を求めている、という見方ができると思うのです。無論良心的な人たちは眉をひそめているとは思いますが、所詮政治は数には勝てません。パタキ氏の支持率も最近ジリ貧ですが、彼の医療政策が（州の財政難と伴って）批判されている、という面はあるでしょう。

一国の医療のスタイルは、つまるところその国に住む人たちの気分、志向、そして嗜好が大いに反映されていると思います。日本の医療にもし問題があるとしたら、そこには日本に住む皆さんの気分の反映を見ることができるのかもしれませんよ。

・メディケアの怪

メディケアというものについて解説してみましょう。

メディケアとは、国民皆保険性のない米国が導入した、高齢者保護のための公的医療保険です。65歳以上の高齢者と身体障害者がその対象になります。メディケアと同じく有名な公的保険制度にメディケイドがありますが、こちらは一定収入に満たない貧困層がその対象になっています。

さて、メディケアという保険の最大の問題点は、外来治療薬がカバーされていない点でしょう。日本では国民皆保険制で、治療薬の大部分は保険が払ってくれます。多くの人は治療薬に実費を支払うことの意味を実感しにくいかもしれません。

例えば、今最も人気のある高血圧の薬、エースインヒビターは大体月50ドルくらいします。多くの高齢者は高血圧、糖尿病、高脂血症、うつ病などの慢性疾患をいくつも併せ持っていて、胃薬などの補助的な薬剤を除いた本当に必要な薬だけでも6剤、7剤のんでいる人は珍しくありません。

これが保険でカバーされないということがいかに大きな出費であるかは、想像に難くないでしょう。

メディケアに加入しているのは前述のように65歳以上の高齢者と障害者で、全米4千万人を超えます。

メディケアでカバーできる治療薬は本当に限られていて、ちょっと専門的になりますが、病院や他の医療機関での入院期間の投薬、血友病患者の血液製剤、経口の抗癌剤、移植患者の免疫抑制剤、透析を受けている患者のエリスロポイエチンに限られています。

当然、これらは全体の投薬量のほんの微々たる部分しか占めません。

最近大騒ぎになった、ブッシュとゴアの一騎打ち、米国大統領選挙のときは、このメディケアの改正、特に治療薬のカバーが大きな争点になりました。民主党のゴア、共和党のブッシュともにこの点を公約のひとつに掲げていました。が、現実には議会でこれを通すのは大変困難なようです。いや、現政権のブッシュ大統領はむしろ公約を大分訂正して、治療薬のカバーではなくて、あらたな私的な保険を導入してそれを治療薬代に当てたいようです。また、現行のメディケアの支払いも1997年を境に大幅に減少しました。有名なバランスド・バジェット・アクトという法律のためです。この法律が成立した後、病院などの医療機関へのメディケアからの支出は大幅に減少しました。いままでばら色の米国医療を目の当たりにしてきた人たちも、この年を機に金のことしか語らない病院の医療の目撃者へと変わっていくのです。バランスド・バジェット・アクトは病院や医師が赤字経営に陥ることになった最大の原因のひとつですが、そのひずみは大きく医療の質に影響しています。最近では乳癌の早期発見に必須な乳房のレントゲン撮影の支払いが大幅にカットされました。これによって撮影を提供している病院や施設は赤字経営に陥り、乳癌検診から撤退する病院も増えています。

なぜメディケアの改革が困難なのでしょう。これは有力かつ裕福な高齢者層が議会にロビー活動を展開し、自分たちに不利になるこのプランを通そうとしなかったためです。前にも書きましたが、「小さな政府」を志向する共和党政権は裕福なロビーグループに支えられており、それは「自分の健康は自分のちから、あるいは財力で守るものだ」という哲学に支えられています。弱者を税金で救おうという考え方は競争社会、自由社会の米国ではなかなか通らないのです。

米国も他国の例にもれず高齢化が進んでいます。最近、極端な公定歩合の引き下げを行っている米国では景気の後退が懸念されています。メディケアの将来は明るいものとはいえないようです。

・選択的医療。医療の選択肢は増えている？　減っている？（あなたの財布しだいです）

さて、最近ボストンでは、新しいタイプの医療が注目を集めているようです。

新しい、といってもすでにアリゾナ、フロリダ、シアトル市と各地で行われています。今流行の医療システムといってもよく、早晩ニューヨーク、カリフォルニア、イリノイ、テキサス、メリーランド、バージニアという各州でも始まる予定だとか。

さて、その新しいタイプの医療、新しい医療システムとはどういったものでしょう。

ことの発端は米国でも有名な病院、ベスイスラエル・ディーコニス・メディカルセンターでした。私の勤める病院もベスイスラエルの名をとっていますが、同じユダヤ系の病院でも前者は全米でも有名なハイレベルの病院で、私の勤める後者は普通の私立病院です。よく間違えられて、妙な迷惑をこうむっていますが。

その「いいほうの」ベスイスラエルの医師が新しいビジネスをはじめたのです。患者さんが通常の医療保険料に加え、年間4,000ドル上乗せすれば、よりよいサービスを提供する、というものです。サービスには病院内での高級なガウンに始まって、迅速なアポイントメント、より長い面接時間、担当医師の携帯電話の番号を教えてもらい、いつでも相談できる、などなかなかサービスがいき届いています。専門医に紹介したときには、なんと主治医が直接患者さんの手をとって、その専門医まで連れて行ってくれる、というサービスまで付加されています。

ベスイスラエルの医師、といいましたが、これは病院そのものがはじめるわけではありません。ここの医師が病院を辞め、こういったサービスを付加した外来診療を起こしたのです。独立しての、ベンチャービジネス、とでも言いましょうか。

ところが、地元の新聞や周囲の医師たちはこのようなサービス向上を快く思いませんでした。このようなサービス向上は一見すばらしいようだが、彼らは収入の少ない者を診察することを一切拒否しており、医師としての倫理に欠けている、というのです。

日本には、応召義務というのがあります。医師は患者さんに診察を求められれば、それをその患者の収入や支払能力、といった理由で断ることができません。これは法律できちんと定められています。このような法的拘束は米国にはなく、「おれはこんな貧乏人診るのはいやだよ」といえば、その医師に診察の義務は課されません。

以前は年間1,000人以上の患者を診ていた件の医師たちは、現在は年間300人程度しか診なくても充分な収入が得られるようになりました。「患者さんに対して充分な時間を費やせるので、全く素晴らしい。マネジドケアの弊害をここでは受けることはない」と医師たちは満足げです。

マネジドケアのために、医師たちはより大量の患者さんをより短時間で診ることを余儀なくされているのが昨今の米国医療の特徴でした。私の知人が計算したところ、プライマリケア医が充分な収入（どのくらいを充分とするかは議論の分かれるところですが）を得るためには、平均1人の患者さんを10分間で診なくてはいけないのだそうです。かの国の3分医療よりは、かなりましなようにも感じられますが、米国ではカルテの記載がしっかりしているので、カルテ書きに多くの時間をとられ、実際に患者さんを診ている時間はずっと短くなります。要は、在野でマネジドケアに縛られているクリニックでは、今の日本の外来と大して変わりない外来診療が行われているわけです。

マネジドケアを快く思う患者さんはいません。マネジドケアを快く思っている医師も皆無です。そこで、先に挙げたベスイスラエルの医師たちはこの重圧から脱するべく、裕福な層にターゲットを絞り、よりよいサービスを提供することにしたのです。患者さんはハッピーですし、よりゆとりのある診療で充分な収入の得られる医師たちがハッピーなのは言うまでもありません。

ところが、ここに落とし穴があります。

もし、いままで1,000人以上を診ていた医師が、300人まで診る患者さんをへらせば、当然700人以上の患者さんはどこかで別の医師を見つけなくてはいけません。年間4,000ドルも余計に払う余裕のある患者さんはそうそうたくさんはいませんから、そういう患者さんは従来のマネジドケア的医療を受けます。マネジドケアを受ける患者さんの数は当然増えますが、患者さんを診る医師が急に増えるわけではありませんから、当然一人一人の医師にかかる圧迫はさらに強くなります。

すると、「こんなことをやっててもしょうがないから、俺も金持ち相手に余裕のある医療をしよう」と当然誰もが思うでしょう。

じゃあ、お金のないものには誰が医療を提供するのでしょう。お金には興味のない、酔狂な医師だけがそういう方向に行くのでしょうか。米国家庭医学会の会長であるリチャード・ロバーツ医師はこの流れに断固反対の構えです。すでに米国には4千万とも5千万ともいわれる「全くの無保険のもの」がおり、彼らにまともな医療はいっさい提供されえません。これに拍車をかけるに違いない、というのがロバーツ医師の意見です。

米国医師会、AMAはどちらかというと金持ち層の医師を代表するロビー団体ですから、当然のようにこの問題にはノーコメントを貫きました。

すでに医療レベルに大きな較差の見られる米国ですが、これに拍車をかけるようなこの新しいビジネス。皆さんはどうお考えになりますか？

COFFEE TIME

アルツハイマーの怪

A beautiful mindというアカデミー賞を受賞したすばらしい映画があります。名優ラッセル・クロウが主演、ジェニファー・コネリーが助演の映画です。

これは、精神分裂病（今日本では名称変わってました？）をもつ主人公が、そのハンディを乗り越えて専門の数学の分野でノーベル賞を受賞するまでの半生を描いています。実話を基に作られたこの映画、本当にお勧めですよ。

それはさておき。

精神科疾患は以前も、そして多分現在も偏見という色眼鏡でもって見られます。米国でも精神科疾患を否定的に捉える世論と、それを是正しようという運動のせめぎあいでした。

そこへ来てアルツハイマー病です。

アルツハイマー病は米国最大の痴呆の原因として知られています。その原因も、そして治療法も確立しておらず、未だ対応の困難な病気といえましょう。1980年代、米国の医学研究は癌を中心に行っていましたが、1990年代は「脳の時代」と呼ばれました。そして脳神経疾患の研究にものすごい研究資金がつぎ込まれ、脳の構造と機能に関する理解もずいぶん高まりました。

が、アルツハイマー病については臨床医の目からは特に進歩が見られなかったのです。特効薬ができるわけでもなく、アルツハイマー病はあれから10年以上経っても対応の困難な病気のままです。

さて、2002年3月30日、ブッシュ政権から驚くべき発表がなされました。

高齢者向けの医療制度であるメディケアが、アルツハイマー病の医療保険をカバーする、という発表を行ったのです。これで全米で4百万人いるといわれるアルツハイマー病の患者さんは、自前で全額を払うことなく、医療の提供を受けることができます（もっとも薬代は自分で払わなければいけませんが。メディケアは薬のカバーをしないのです）。

医療費というのはとても高いものですから、保険がカバーしない病気の治療を受けられるのはごく少数の大金持ちだけ。保険によるカバーは医療行為の有無に直結する、といっても過言ではありません。これからはアルツハイマー病の患者さんもやっとちゃんと治療を受けることができる。ブッシュもたまには、粋なことをするものです。

これは、私にとって驚くべき発表でした。いや、カバーするという決定が驚きなのではなく、いままでアルツハイマー病が公的保険でカバーされる対象疾患で「なかった」、というのが大きな驚きだったのです。恥ずかしながら、私はアルツハイマー病が当然医療保険がカバーするべき病気に違いない、と決めてかかって疑いすらしなかったのです。

では、いままでアルツハイマー病はどうしてメディケアでカバーされてこなかったのでしょう。また、なぜ突然カバーされるようになったのか。

その理由はこうです。今までアルツハイマー病にはどんな治療にも反応せず、治療の不可能な病気だと考えられてきました。何をやっても無駄だから、そんな病気のために医療費を使うのは意味のないことである。アルツハイマー病がいままでメディケアにカバーされてこなかった理由です。

ところが、最近の研究では心理療法などによりアルツハイマー病の症状に回復が見られることが分かってきました。完治こそしないまでも、病気の進行の緩和が期待できるのです。それが、今回の決定の理由になりました。

医師としてはどうしても理解できないのですが、世の中には治らない病気、原因すらよく分からない病気というのがいっぱいあります。治療効果が期待できない、という理由で医療保険がおりないというのは、「成果のあがらないところには投資できない」というビジネスマインドからの発想でしょう。

うーん。どうしても理解できません。ていうか、なんとなく納得が……

・患者を断る医者たち

前述の医師たちは、決して例外的な存在ではありません。次々と、米国の医師が患者を診ることを拒否し始めています。

この由々しき問題は2002年3月17日のニューヨークタイムズの一面にでかでかと報道されました。米国の医師が、高齢者のための医療保険メディケアを持っている患者さんを診ることを拒絶し始めている、というのです。米国には応召義務というものはありません。医師が「おれはこの患者診るのはいやだよ」といえば診なくてもいいのです。

医療において、最も出費が多いのは、当然ですが高齢者の医療です。高血圧、糖尿病、高コレステロール、心臓の病気、腎臓の病気、アルツハイマーなどなどなど、一人で複数の問題を抱えている患者さんも少なくありません。外来で高齢者を診るとメディケアは医師に60ドル程度を払ってくれます。その患者さんに実際にかかる費用は平均100ドルくらい。これでは医師は患者さんを診るのを嫌がるわけです。

メディケアは2002年、医師への配当を5.4％減らしました。この傾向はこの先3年間は続くことが決まっています。2002年から2005年までに医師への支払いを17％減らすことが米国連邦政府の計画です。

高齢者を診察しても儲けにならない、とみた医師たちはメディケアを持つ患者さんを診ることを拒否し始めました。何と家庭医の2割近くは新患のメディケアを持つ患者さんを診ることを拒否しているのだそうです。

「お年寄りを診るのはやぶさかではないのだけどねえ。診たって全然儲けにならないんだよ」というのがたいていの医師のコメントです。

メディケアを持つ患者さんは現在4千万人。2030年にはこの数は倍になるといわれています。彼らは自分を診てくれる医師を見つけるのがどんどん困難になっています。

メディケアは政府が金を出している医療保険ですが、運営は民営の保険会社がやっています。「マーケットに任せていればうまくいくはずだ」という楽観的なバブル時代のマーケット至上主義の産物です。その保険会社はメディケアでは儲けにならない、というのでどんどんメディケアから撤退しています。この4年間でなんと200万人以上の患者さんがメディケアから外されてしまいました。

・その予算のカットが

メディケイドについてもお話しましょう。

メディケイドとは、米国で所得の低い層を対象とした公的医療保険です。先に説明した高齢者を対象にしたメディケアと合わせ、米国の2大公的保険を形成しています。

メディケイドの運営は米国の各州が行っていますが、大枠は連邦政府がそのしくみをつくっており、また多くの予算が連邦政府のほうから下りています。したがって、連邦政府のメディケイドに与える影響力はとても大きいのです。

やはり、というべきか、2001年にメディケアからの医学教育の予算をカットすることに決めたブッシュ大統領はメディケイドの予算もカットすることを提唱しました。この方針は2005年まで続くことになっています。5年間でカットされるその額、実に90億ドル。

これにより、ただでさえ数の少ない公立病院のメディケイドからの特別予算は25から50％も減らされるのだそうです。多くの州知事はこの方針に反対で、その中には共和党のフロリダ州知事、ジェブ・ブッシュも含まれています。大統領の実の兄弟ですが。

大統領がこのような予算カットをもくろんだ裏には増大し続ける医療費があります。世界一高い米国の医療費を下げん、と勇みよく登場したマネジドケアはもろくも失敗に終わっています。連邦政府のメディケイドの予算は1,300億ドル。何と前年より11％増しでした。そしてその多くは処方箋治療薬の費用によるものでした。米国の医療は製薬会社の一人勝ち、という印象があります。

また、メディケイドを各州がきちんと管理していなかったこともブッシュが気に入らなかった点でしょう。州によってはメディケイドの予算が他の事業に回っていたり、予算が増えたことによる病院からの税収の増加にたくみにつながるような処理をしていたりしていたといいます。連邦も連邦なら、州も州だ、ということです。

泣きを見るのは、いずれにしても予算カットであおりを受ける低所得者層でしょう。

・ERには行きたくない！

ある、7月の週末のことです。カレーでも作ろうと思い、豚肉を切っていました。大きな肩肉の塊で悪戦苦闘していましたが、うっかり人差し指を切ってしまいました。結構傷口は深く、圧迫してもなかなか血は止まりません。神経は切断していませんでしたが、2針3針は縫合が必要だな、と思いました。

そこで考えます。このまま救急室に行って救急医に縫合してもらおうか。生憎自宅には縫合セットは持ち合わせていませんでしたが、自分で縫うという手もある（指は利き腕の方ではありません）。けれども自分で自分を縫合というのもあまり気持ちのいいものではありません。局所麻酔薬などは病院から持ち出すと違法行為です。

とはいえ私は救急室に行くのはなんとしても避けたいと思いました。あんなところに行って3時間も4時間も待たされるのは真っ平ごめんだし、7月になって学生あがりの新米研修医が縫合するかもしれない。米国の医師の間では、7月1日は死にそうになっても、いや、死んでも病院には行くな、というブラックジョークがあります。

数年前のニューヨークタイムズによると、実際には統計的に7月の病院の死亡率が他の月より極端に高い、ということはないようなので、このジョークに根拠はないようです。が、私も人間。ここではデータよりも自分の直感を信じることにし、（普段の患者ケアではあまりやらないことですが）テーピングで応急処置。若干傷の治りは遅くなるとは思ったものの、そのままにすることにしました。傷も清潔で予防接種や抗生剤も使いません。

病気や怪我をしたとき、ERにだけは行きたくない、と思っている医療従事者は、もし全員でないとしても相当な数になるでしょう。どうしてでしょうか。その理由のひとつは米国の法制度にあるのです。次に、その法制度について説明しましょう。エンタラという変な名のついた法律です。

・エンタラ、てなあーに？

EMTALAはエンタラ、と読みます。いったい何のことでしょう。

これはEmergency Medical Treatment and Active Labor Actの略です。連邦政府の定めた法律で1985年に制定、翌年に施行されています。連邦法ですので米国内どこでも適応されます。

この法律の骨子は、医療制度から落ちこぼれた米国の人を最低限救う、という点にあります。医療保険も所得もなく、一般の病院で診療を拒否される人は米国にはたくさんいます。彼らが急に病気になったらどうしましょう。救急車を呼ぶお金もありません。

以前だったら彼らはこのまま野垂れ死に、という厳しい現実が待っていました。しかし、それではあまりにも殺生な話なので、こういう場合の救済策を設けたのが、1985年のEMTALAなのです。この法律によると、救急室に来た患者さんは、「臨床的に安定化するまで」病院から追い出してはいけません。いったん救急室の門をくぐったら最後、たとえ治療費の支払能力がなくても、病院はこの患者さんの面倒を見なくてはならないのです。救急室を経て、一般病棟や集中治療室に入院になってもこの法律の効力は保たれます。その患者さんの容態がよくなり、安定して安心して家に帰れるまでは、退院を強制することはできません。

国民皆保険制度のない米国なればこそできた法律なのですが、基本的には今まで野垂れ死にを強いられてきた、貧しい患者さんの救済を目的にしています。

日本には応召義務というものがあります。患者が医者にかかりたいと希望すれば、経済、政治、性別、国籍、人種などを理由に診療を拒むことは許されません。これは単に倫理的に持たれた合意ではなく、法的に定められており、これに反する医師は罰せられます。また、すべての医師の憲章たるヒポクラテスの誓い[*4]は医師の倫理規定をまとめた最古の文章といわれますが、ここでも、医師が患者さんの特性によって差別をすることがあってはならない、とされています。米国の医学生は、卒業式の日にこのヒポクラテスの誓いをみなで読むのだそうです。

が、その舌の根も乾かないうちに、米国の医師たちは患者さんの選別をしだします。米国の医師には応召義務はありません。法的にも、倫理的にも、です。自分の契約する医療保険に加入していない、お金がない、という理由で診療を拒むのは自由です。「私はこの患者は診たくない」といえば（その理由が何であれ）診療する必要はないわけです。米国ではこれは合法であるだけではありません。実際に、日常よく行われていることでもあるのです。「今日は忙しいからその患者さんは診ないよ」「メディケアしか保険もってないの。じゃ、他の医者に診てもらって」という会話は（あくまで医師の間での会話で患者さんにはここまで露骨には言いませんが）日常茶飯事なのです。

米国は正義と公正をモットーとする国です。したがってこのよ

---

*4 Hippocrates' oath。ヒポクラテス（B.C. 460-377年頃）は古代ギリシャの医学者で現代医学の礎となった医学の父とも呼ばれている。彼が医師の倫理的原則をまとめたのがヒポクラテスの誓いである。医師の患者への献身や、患者を差別しないことなどが含まれている。なお、「偽善者」の意味のhypocriteは同じギリシャで舞台役者という意味のhypokritesから派生しており、彼とは関係ない。

うな現実に当然反論が起きました。病に苦しむ患者を様々な理由で拒むというのは正義に反するのではないか、というのです。

そこでできたのがEMTALAです。「どんなひとでも」救急室にきたらその患者さんがStabilizeされるまで病院から追い出すことは許されません。Stabilizeというのは日本語でいうと安定化させる、という感じだと思いますが、なかなか漠然としていてどこまでを言うのかは議論の分かれるところです。

まあそれはともかくどんな人でも救急室、ERにいけば必ず医師に診てもらえ、Stableになるまでは治療も受けられるのです。従って患者さんはERを介せば虫垂炎の治療や集中治療室での長期ケアも可能なのです。繰り返しますが、これは保険の有無や支払い能力に依存しません。もし患者さんに支払能力がなければだれが医療費をまかなうのか。これは病院の責任となり、病院はその分損をする構造になっています。法に反すると病院またはその医師が罰せられ、5万ドルの罰金が1件あたりに課せられます。

正義の公正の言うんだったら最初から皆保険にして医療費を公的にまかなえばいいじゃないか、という疑問が当然起きるでしょうが、これは米国医療の根本に触れるのでここでは長く議論しません。まあいずれにしろこれで多くの無保険者が救われたのは事実です。これ以前は支払能力のない者は救急車も呼べず、ただ野垂れ死ぬのを待つばかりだったのですから。

が、この一見人道的な法律には大きな落とし穴がありました。

無保険者や支払能力のない者は外来に来られないので、ERを外来代わりに使うようになったのです。高血圧や糖尿病のある者は定期的な医師のケアと投薬を必要とします。これらがないために彼らは高血圧や糖尿病の合併症（多くは重症化していますが）が起きて初めてERに行きます。そうでないものは毎週ERに通って降圧剤やらインスリンをもらおうと試みるものもいます。ERではたいてい1～2週間分しか薬はもらえません。ERは、EMTALAがあるので、こういう患者を拒否できません。自然、ERは常にこのような、本来「救急室で診なくてもよい患者」でいっぱいになります。米国のERは待ち時間が長いので有名です。3～4時間待つのは当たり前、ときには7～8時間も医師に診てもらえないのです。これもEMTALAの副作用、ということもできるでしょう。

それに、高血圧や糖尿病は単に薬をあげて血圧や血糖を下げればいい、という病気ではありません。食事や生活の指導、合併症の予防など医師がしなければならないことは山ほどあります。極端に多忙なERの医師にそんなことをする余裕は到底ありません。日本の3時間待ちの3分診療（今もそうなんですか？）よりもはるかにひどいケアが受けられること、請け合いです。説明もなく、とりあえず薬をあげて、その場をしのいでおしまいです。

その高潔な理念にもかかわらず、EMTALAは米国医療の問題を残したままでした。むろん、これでもないよりははるかにましなのですが。

ERには「死んでも行くまい」と決意した私の指の怪我は何とか引っ付きました。縫合しないとやっぱり傷口が大きく残ります。まあ、手タレではないのでいいんですが。

・その肌の色が

To err is humanというタイトルの、米国の医療ミスの惨状についてショッキングな報告をしたInstitute of Medicineが、またまた爆弾発言です。

多民族国家である米国の歴史は人種差別の歴史でもあります。人種差別がある、という厳然たる事実と、「米国は自由と平等の国である」という建て前とのギャップにこの国はずいぶん苦しんできました。フェアネスという言葉が何よりも大事にされる米国で、肌の色や宗教によって職業やら学業やらで差別される、ということはあってはならないことだったからです。

もちろん、米国に長くいたことのある人は、これが欺瞞であることを知っています。

大学に入るのでも、出世をするのでも、「お里が知れた」人は何かと不利なのが現実です。そして、医療の世界でもこのことは例外ではありません。

私は気づいていました。裕福な白人男性の患者さんの場合と、メディケアとメディケイドしか持っていないヒスパニックのおばあさんとでは全く受ける医療の質が違うことに。かかることのできる医師のレベルが違うことはもちろんですが、看護師さんの態度、病態が悪くなったときの対応の早さ、患者さんに対する熱意、そういった諸々のものに大きな差がみられるのです。ヒスパニックは気のいい人が多いから、ちょっとやそっとのことでは大目に見てくれて、訴えられたりしないだろう、という計算もそこには働きます。もちろん、あからさまに差別したりはしません。そんなことをすればすぐに訴訟です。が、微妙ではあるが決定的、そんな回りくどい差別は今でも米国中の病院で行われているのです。

微妙な差というのは、例えば説明にかける時間であったり、ちょっとした質問に対しても適当に答えるか、ちゃんと文献を調べるという手間をかけるか、という違いであったり、高額な医療を必要とするときに、それを皮膚の色によって勧めなかったり。あまりに微妙でこう、と批判できないような、巧妙な差別のことを指しているのです。これでは誰も文句のつけようがありません。だからなおさら、たちが悪いという気もするのですが。

私の個人的な観察は、Institute of Medicineによる調査で明らかになりました。

米国のマイノリティーはたとえ同じ医療保険を持っていても明らかに受けるケアの質が低いのだ、と報告は言います。グローバルスタンダードの盟主である米国ではいつでもどこでも同じような医療が提供できるように、とデータを重視した医療の方法であるEBMを推進してきました。

ところが、思わぬところで足をすくわれたものです。いくらいいデータが存在し、よしんばそれを医師が活用していたとしても、患者によってEBMを活用したり、しなかったりといった選択的な医療を行っていては、とうてい「スタンダード」という名で、これを呼ぶことはできません。

これまでも、白人のほうが黒人より、男性のほうが女性よりも質の高いケアを受けていた、という報告は何度もされていました。しかし、それが差別からくるものなのか、収入の差からくるものなのかは判然としていませんでした。それが今回の調査であきらかになったのです。有色人種はその収入も低いことが多いわけで、金の有無でケアの質が異なる米国では、これは当たり前のことですね。しかし、同じような収入レベルで、同じ医療保険を有していてもやはり扱いは異なるのです。

2003年の時点でヒスパニックは米国でもっとも多い有色人種となりました。黒人やヒスパニック、アジア人などの「マイノリティー」はすでに白人よりもはるかに数が多く、マジョリティーになっています。彼らの声が届くのはいつのことなのでしょうか。

COFFEE TIME

アーミッシュの食事

皆さんは80年代の映画「刑事ジョン・ブック。目撃者」を観たことがありますか？　脂の乗り切っていた頃のハリソン・フォードが主演のサスペンス映画ですが、舞台がアーミッシュの住む村になっていたのが特徴的でした。ハリウッドのエンターテイメント性とアーミッシュの生活の情緒深さが噛みあった秀作です。ハリソン・フォードの演技も抜群。最近のハリソン・フォードはお腹にだけ脂が乗り切ってますが。

アーミッシュとは、宗教上の理由から現在でも質素な生活を厳守している人たちのことで、創始者のアンマンという人の名前からアーミッシュと呼ばれています。

カナダや米国のペンシルバニア、オハイオ、インディアナ州などに信徒がいます。

ペンシルバニア州にはアーミッシュの集落があり、ここが観光客の注目を集めています。アーミッシュの独特の生活と暖かい人たち、おいしい家庭料理が評判を集めて、いまや観光名所になっているのだとか。件のハリソン・フォードの映画もアーミッシュの認知度を高めた一要因でした。

アーミッシュも以前は世俗との関係を絶ち、静かに生活をしていたのですが、経済的にさすがにやっていけなくなり、このような観光の対象になることにも甘んじるようになりました。日本の坊さんが精進料理や座禅を売り物に商売をするのと同じですね。

ところが、です。ここで問題になったのが食中毒。

アーミッシュの出す食事がペンシルバニア州当局の目にとまりました。観光を収入源にしている州としては不祥事は避けたい。アーミッシュの家庭料理は食中毒の危険はないだろうか、というのです。これをサポートしたのが皮肉にも地元のレストラン協会。何しろアーミッシュの食事は1回わずか15ドル、と格安で、地元のレストランはお客を持っていかれてご不興の折でした。地元のレストランは商売敵に厳しい目を向けたのです。

アーミッシュを支持する人は言います。そもそもアーミッシュほど清潔観念の優れた人たちはいない。食中毒の懸念などもってのほかだ、と。

米国のデリカテッセンを訪れた人は皆経験があるでしょうが、米国の清潔観念は一般的にひどいものです。カビの生えたケーキなど平気で何日も置いている。日本人は世界的にも清潔には厳しい民族ですが、その感覚からはとても耐えられないのが普通です。

そういったデリが野放しになっている以上、アーミッシュをターゲットにするのはいささか解せない行動、といえなくもありません。

しかも、州の規則にアーミッシュが従うのは容易ではありません。州法によると、食品を提供する店は、決められた皿洗い機を使わねばなりません。ステンレスの台所を使わねばなりません。万一食中毒が起きたときのための訴訟保険に入っていなくてはなりません。保健所の定期的な監査も受けねばならないのです。前近代的な暮らしをひたむきに守ってきたアーミッシュたちにはとても達成できない基準です。

伝統的な暮らしの固守と食中毒の予防。相容れないふたつの問題をどう解決するのか、州政府の手腕が問われます。

2. 米国医療を形成する各団体。こうやって米国の医療は組織されている。

■米国医師会、AMA（American Medical Association）

AMA、というのは米国医師会のことです。このCEOが先日交代しました。

新しいCEOはマイケル・メイブスという人で、もともと耳鼻科の医師です。彼は大学で研究活動を主にやってきた、学問の人です。

同時に、メイブス氏は消費医療関連物協会の会長でもあり、200以上の製薬会社や医療器具メーカーの意見を反映しています。彼がAMAのCEOになったことでAMAはより製薬会社寄りのスタンスを取るのでは、とウォールストリート・ジャーナルは予想しています。

どこの国の医師会もそうですが、こういう団体は政府へのロビー活動が活発で、国の医療政策に大きな影響力をもっています。AMAがより製薬会社に近い立場をとることで、これからの医療経済も大きな影響を受けそうです。

もともと製薬会社は、不景気な医療界で一人勝ちをしてきた産業です。医師や病院は大いに不遇をかこち、米国の6割の病院は赤字だといわれています。その病院の尻の毛を抜くように（失礼）厳しい経営を強いてきたマネジドケア団体も、あまり経営はうまくいっていないようです。そのためマネジドケア団体の多くは公的医療保険であるメディケアから撤退し始めている（公的医療保険といっても民間に委託してやっているわけです）。

その中で製薬会社のみが収益を重ねています。製薬産業は、昨今のテロ事件などでさらに追い風を受けた感もあります。

AMA全体としては実は共和党支持で、公的医療保険には反対の立場をとり、どちらかというと「患者に優しくない」団体です。どこかの国の医師会もそうですが。CEOの交代で医師と製薬会社が結託し、マネジドケア団体に反撃ののろしを上げるのか。いろいろ憶測はできますが、あまり患者さんには益がないようです。マネジドケア団体が吸った甘い蜜がそのまま医師の側にシフトされるだけで、患者さんの頭の上で素通りするだけなのではないか、と私は考えているからです。

■米国疾病管理センター、CDC（Centers for Disease Control and Prevention）

2001年10月から11月にかけて、米国は過去に経験しなかったバイオテロというものに遭遇しました。手紙に入れられた炭疽菌のために、22人の患者さんが苦しむことになり、そのうち5人は死亡するに至ったのです。

米国疾病管理センターCDCはいわゆる「炭疽菌」事件においてその対応を誤り、各界から批判されました。公衆衛生的な見地からは世界最高の能力を誇るCDCですが、臨床的な見地からは、そしてテロ対策という観点からは、炭疽菌に関する充分な知識と対応能力を持っていませんでした。しかし、それにもかかわらずCDCは頑なに他の専門家や団体との協調を拒んだのです。どこの世界も国の組織は縦割りで縄張り意識が強いのです。

2001年、炭疽菌入りの郵便物がワシントンの上院に送られたとき、建物を封鎖した陸軍機関は直ちにビルにいた人に抗菌薬を処方しました。が、郵便物が送られたもとである郵便物集配所はCDCの指示によりこのような処置が行われませんでした。陸軍とCDCは以前から犬猿の仲だったのですが、今回も協調は見られなかった。間もなく集配所から2人の患者さんが吸入炭疽によって死亡するに至りました。

死亡したのがいわゆる「低所得の」郵便局員で、いずれも黒人だったことも、世論の批判の種になりました。

CDCは一貫して孤立主義とも取れる態度を貫き、FBIや陸軍、臨床感染症の専門家たちや、地域の公衆衛生団体との充分な協調を取りませんでした。

CDCのお役所的体質と、間違った意味でのエリート意識が一連の事件の迅速で適切な対応を妨げたのです。CDCのセンター長は程なく更迭されるに至りました。

センター長の後任に就いたのがジュリー・ガバディングです。彼女は公衆衛生と臨床医学の両方のバックグラウンドをもち、臨床の専門家との協調を取るのにふさわしい人物と目されました。また、彼女は人格者として評価も高く、お高くとまっているといわれたCDCの体質を変えるのに最適だとされたのです。実際、彼女の就任以降CDCは次々と改革案を打ち出し、迅速性と他者とのコミュニケーションの向上に努めています。

最近、そのガバディング女史の講演を直接聴く機会を得ました。感染症の専門学会でバイオテロのシンポジウムが開かれました。その講演者の一人が彼女だったのです。その語り口は静かではあるが情熱を帯び、率直にCDCが2001年に犯したミスを認め、感染症の専門家たちに協力を要請し、ともにバイオテロ対策にとりくむよう彼女は請願しました。その真摯で実直な態度に参加者は打たれました。万雷の拍手を持って彼女の講演は幕を閉じたのです。

が、ここからがいけなかった。

「具体的なバイオテロ対策。臨床家が知らなければならないこと」というタイトルでガバディング女史の講演の後を引き継いだのが、これまたCDCのバイオテロ対策部長でした。彼は延々と「臨床家はCDCに協力しなければなりません」「迅速に対応しなくてはなりません」と親が子供に説教するような口調で早口にまくし立てました。その内容も全く「具体的」ではなく、理念的で役人的な言わずもがなのことばかり。聴衆は感染症の専門家ばかりですから「そんなことはいわれなくても」「なんとも退屈な講演だ」と一気にしらけてしまいました。

彼の語り口には「一緒に協力してやっていこう」という態度が全く見られなかったのです。

結局いくら首をすげ替えてもCDCの役人体質とエリート体質は変わらないんじゃないか。彼の講演を聴くとこのように危惧されます。隣で座っていたガバディング女史はさすがに笑みを絶やすことはありませんでしたが、その表情は苦悩にややゆがんでいる様にも見えました。

・その男が……（Surgeon General、そして米国公衆衛生局）

リチャード・カルモナは外傷専門の外科医だ。その日は非番で愛車を運転していた。と、後ろを軽い衝撃とともに金属の摩擦音がする。誰かの車と接触したのだ。ちっと舌打ちしてカルモナは愛車から降りた。ひどい運転をするやつがいるものだ。愛車に傷がついていたらどうしよう。

そのトラックを降りたのはいかにも軍人上がりといったがっちりした体躯の男だった。ガムを噛み噛みこちらに近づいてくる。その右手にはコルトガバメントが握られている。

「銃を捨てろ」

とカルモナも自分の銃を取り出していった。彼はいざというときの用心に常に拳銃を携帯している男だった。どうも平和的交渉は無理なようだ。カルモナは銃を持つ手に力をこめた。

男は、はじめはこちらの言うことが聞こえないようだった。いや、こちらのことを見てすらいないようだった。「銃を捨てろ」再びカルモナが言う。男はゆっくりと銃を持つ右手を下げ、膝を曲げ、銃を地面に下ろすしぐさをした……と突然銃をこちらに向け発砲してくる。

カルモナの右手のほうが一瞬速かった。オートマチックの連射で七発。確認するまでもなく相手は死人となった。

いや、読む本を間違えたわけではありません。あなたはまだ「悪魔の味方」を読んでいます。

このカルモナ医師は実在の人物、エピソードもちょっと演出は入っていますが、大体実話です。チャンドラーばりのハードボイルドか、映画のアクションヒーローを地で行くこの男が、ブッシュ大統領じきじきに指名した新しいサージャン・ジェネラル、米国公衆衛生局の局長なのです。

サージャン・ジェネラル、てどっかで聞いた名だ、という方もいらっしゃるでしょうか。英字の雑誌のマルボロの広告や、外国タバコの裏にこう書いてあります。

「サージャン・ジェネラルの警告です。タバコを吸うと肺癌、膀胱癌、舌癌になり」云々。米国の健康・公衆衛生関係の親玉、それがサージャン・ジェネラルです。

カルモナの前任者は医学者として高名な履歴を持つ人物でしたが、カルモナは全くの無名の人物です。したがって、ブッシュがカルモナをサージャン・ジェネラルに指名したときの周囲の驚きも容易に想像できます。しかし、彼の外傷専門医、救急医としての経験をバイオテロリズムの恐怖に怯える米国は高く買った、といえるかもしれません。

今年52歳のカルモナ医師の経歴はかなり面白い。ニューヨークの貧民街ハーレムで生まれ育ったヒスパニックの彼は17歳で高校を中退。医療班の一員としてベトナム戦争を経験。何とグリーンベレー*5の一員となっています。その後カリフォルニア大学医学部を卒業して医師になります。その後外傷専門の医師として活躍していましたが、仕事に飽きた彼はピマ地区*6のシェリフ*7となりました。

---

*5 green beret。米国陸軍の特殊部隊。緑色の防止をかぶっていることからこの名がついている。ベトナム戦争で一躍有名になった。

数年前からカルモナはバイオテロリズムに興味をもちだし、各地で講演をするようになりました。9月11日以後は南アリゾナのテロ対策本部で大いに働きます。

いかにもブッシュ好みのマッチョな彼がサージャン・ジェネラルになったのは極めて興味深いことです。米国には厚生長官トミー・トンプソンがもう一人の医療関係のボスとして存在しています。こちらは、厚生労働大臣、といったところでしょうか。

ところが、トンプソンは炭疽菌事件でころころと変わる失言と一貫性のない対応で大いに株を下げました。CDC、米国疾病管理センター同様緊急時の危機下にはパニクッてしまい、「使えない」やつだということが分かったのです。最近はバルセロナで行われた国際エイズ会議で大ブーイングを浴びたのも、この人でした（もっともこの会議にはブッシュ大統領は来ることを拒み、トンプソン氏はかわいそうに、彼の代わりにブーイングを浴びたようなものですが）。

カルモナのような実践家が、危機下において迅速な判断をすることは大いに期待できます。それが正しい判断となるかどうか。お手並み拝見といきましょう。

COFFEE TIME

免許の停止、そして剥奪

> 米国でも、日本と同様に医師の免許の停止、もしくは剥奪という事態が起こります。先日もニューヨークのある放射線科医師が、乳癌をたくさん見逃した、という嫌疑でライセンスを停

---

*6 Pima。アリゾナ州の一地域。もともとはこの地域に住むインディアンの部族名。

*7 sheriff。保安官。米国の郡などの治安維持の任に当たる官吏の一員。

止させられました。

ここでややこしい制度が出てきます。ライセンスの維持、停止の決定には専門のコミティーが存在し、その決定は自身も医師であるコミティー最高責任者（コミッショナーと呼ばれる）が行います。ところが、コミッショナーの裁定に医師が不服がある場合、その医師は州に申し立てをして再審査してもらうことができます。裁判で言う上告みたいなものです。

先の放射線科医は州によってライセンスの停止を免れることになりました。州の裁定では、この医師は能力的にはちょっと低めであるが、それでも「アクセプタブル」な範囲内にあり、癌の見逃しも能力の欠如というよりは過失である、と裁定がなされたのです。最低限の規範を超えるのは医師の理想ではあるが、最低限の規範を超えていない、という理由で職業上の能力を問うのは行き過ぎである、というのです。

コミッショナーは定期的に交代しますが、面白いことにコミッショナーによってライセンスの停止数が変わります。現在のコミッショナーであるナバロ医師は、先の例にもあるように自らの決定を州に撤回させられており、「ドクター狩りに過ぎる」と医師の間で批判されています。昨年の彼女のライセンス停止数はその前の年、他のコミッショナーの場合より５例も多かったとのことです。

■アカデミズムと医療。世界最高を誇る米国の医学レベル。

・バイオエシックスの発祥

皆さんはシアトルというと何を思い浮かべますか？
賭けてもいいですが、十中八九イチローとでてくるのではないでしょうか。もう少しマニアなファンならあえて佐々木とでてくるのかもしれません。えっ、佐々木も充分メジャーですって？野球は詳しくないので、すみません。

この北米大陸の西の果てに位置する街は、米国でバイオエシックス発祥の地として医療関係者に知られています。

バイオエシックス、日本語では生物倫理、とでも訳しましょうか。この定義は今もって定かではありません。が、医療の世界では最近とみによく使われる言葉です。

1970年代のことです。新たな医療技術として透析装置が導入されました。それまで腎不全に対する決定的な治療法はなかったのですが、機械的に体内の不要物質をろ過し、腎機能の悪い人にはまさに命の恩人（恩機？）となったのです。

これがシアトルに最初に導入されたとき、透析装置と、それを必要とする患者には大きな開きがありました。すなわち、透析装置を必要とする患者さんはあまりに多く、ほとんどの人は腎透析の恩恵を受けられない状態だったのです。病院、医師は様々な理由でもって順番に透析をしていきます。透析を受けられなかった患者さんは、不幸にも死に至ったわけです。患者さんの選択基準は全くあやふやで、医師の自由裁量に任されていました。

これに異議を唱えたのが一人のジャーナリストでした。

LIFE誌といえば米国で最も有名な写真雑誌です。当時この雑誌の記者であったその男性は、単純ではありますが、しかしその後の世界の医療の運命を変えるひとつの疑問を呈します。

「患者の運命を決めるのは、いったい医師の役割なのだろうか。医師だけにそのような大きな権利を与えていていいものなのだろうか」

発表された彼の論文はたちまち反響を巻き起こしました。

これに反応して、シアトルでは公正に透析装置が患者さんに使われるべくある委員会を設けました。この委員会の特徴は、医療関係者だけでなく、牧師や哲学者など、多種多様な専門分野をもつ者が集まって、患者の運命を如何に決めていくか、道徳的な側面から議論したのです。これが米国初の医療倫理委員会です。

そしてこの委員会の発足が米国におけるバイオエシックスの発祥といわれています。

バイオエシックスは米国において普及し、今では倫理委員会は、大きい病院や研究機関には必ず設けられています。臓器移植、脳死、受精細胞の研究利用など、従来の生物学的見地からだけでは対処できなくなってきた問題にも取り組んでいます。

ところで最近この倫理委員会が批判の矛先を向けられました。いったい何が起こったのでしょうか。

・クリニカル・トライアルに参加しませんか？　その1

ジョンズ・ホプキンス大学病院といえば、最近の米国で10年以上も「米国最高の病院」にランクされてきた名門中の名門病院です。2位以下にはメイヨークリニック、マサチューセッツ総合病院といったこれまた有名な病院が続きますから、ものすごい。米国民のみならず、世界中の医療関係者に評価の高いこの病院。

ここに行けば世界最高級の医療が受けられるという折り紙がついているのです。

ところが、です。

このジョンズ・ホプキンスが最近スキャンダルに巻き込まれています。ことの起こりはこの病院が行っていた喘息治療の研究でした。2001年6月に行われていたこの研究で一人の健康な若者が命を失います。

この病院の医療倫理委員会がこの事件について、批判の槍玉に上がっています。この委員会は実験が行われる際、その詳細を検討しました。検討のうえ、この研究は倫理的に問題なしとゴーサインを出したわけです。

ところがこの研究は、治療には直接影響を与えない内容でした。健康な成人に喘息様の症状を起こす薬を投与し、その経過を観察する、というものだったのです。研究そのものは被験者に有害である可能性が高いばかりか、そこから患者さんが特に利益を得る、というものではありませんでした。

この研究の結果、一人の若者（女性）は死に至りました。

世論はいいます。これは直接病人に利益を与えるような内容ではなく、いわば人体実験に近いものではないのか。これを知りながら見逃していた倫理委員会には問題はなかったのか、と。

世界最高の医療機関と自他共に認めるジョンズ・ホプキンスには年間3億ドル以上もの助成金が連邦政府から支払われていました。しかし、この事件をうけて、連邦政府がスポンサーになっているすべての研究活動を一時停止させられる、という異例の処置が採られました。病院始まって以来の一大事です。

ジョンズ・ホプキンス側はこの政府の決定に不満のようです。多くの意義ある研究結果を出してきたこの病院としては主たる研究がストップさせられることにがまんならなかったのでしょう。何千人ものボランティアがこの研究に参加したのに死亡したのは「たったの一人」、というのが病院の言い分です。

学問は自由が身上とするアカデミックな立場と、安全のためには、徹底的に規制を設けるべきだという政治的な立場。どちらにも言い分はあります。
米国は基本的に「小さな政府」を好み、多くの政治的な規制を好まない気風があります。その一方で、医療の世界では、細かい規制を多く設けることで医療行為を「統一化」「標準化」しようという強い欲求があります。今回のジョンズ・ホプキンスの事件もこのふたつの相反する欲求のひずみが、問題を大きくした最大の原因と私は考えています。

・クリニカル・トライアルに参加しませんか？　その2

悪性黒色腫は、名前も何とも不気味ですが、見逃すと死にいたることも多い、大変恐ろしい病気です。

さて、「悪性黒色腫」の治療にワクチンが効きますよ、と耳寄りな情報です。まるで中古車のセールスマンのような男がもみ手で近づきます。

「このワクチンは本当に効果的で、私の患者さんは3分の2も薬に反応しています。実のところ、私の義理の父親も悪性黒色腫でして、彼にもこのワクチンを使いました。どうです。試してみませんか？　これはクリニカル・トライアル、すなわち臨床の実験の一環ですが、参加していただいた方には現在無料で治療や検査を提供しています。」
本当にセールスマンみたいな口調ですね。

ところが、うまい話というのは転がっていないものです。
試したところが運のつき、なんとワクチンの副作用の多いこと多いこと、吐き気は止まらない、熱はがんがんでる、皮膚に発疹は出る、頭痛で眠れやしない。
ワクチンを与えられた患者さんの中には妊婦もいました。調べてみると何とびっくり、薬のパッケージには「胎児に危険があるかもしれない」と書いてあるではないですか。医師に慌てて問い合わせてみると、こう言われました。「奥さん、大丈夫。このワクチンは胎盤を通り抜けることができないんですよ、安心してこれまでどおりワクチンを打ちつづけてください。」

何しろ死ぬか生きるかの大病です。多少のことには我慢しないと、と患者さんは医師の言われるまま。言われるままに副作用を我慢して治療を続けていました。

が、あろうことか。

ある日突然、ワクチン治療を受けていた患者さんたちに手紙が届きました。
「このクリニカル・トライアルでは、当初の予想をはるかに越える応募者があり、これ以上実験を継続することはスポンサーの意向で不可能になりました。よってワクチン治療はこれ以上提供できません。あしからず。」

実は、この手紙は、真実ではなかったことが後に判明しました。

ワクチン治療は実験の結果、効果が認められず、毒性のみが強いことが分かってきたのです。

加えて、この薬の副作用を意図的に隠蔽し、ずさんな実験を繰り返してきたことに業を煮やし、看護師の一人が内部告発を目論みました。そのため、クリニカル・トライアルは突然の中止に追い込まれたのです。

主催者側にとっては大変なスキャンダルでして、ことの真相を知られては大変です。穏便に治験を終わらせるために、被験者には虚偽の手紙を送って、なあなあにして治めようとしたのでした。

あとで事情を知った患者さんの一人は言いました。「クリニカル・トライアルなんてもうたくさん。二度と参加するものか」

オクラホマ大学が企画し、連邦政府と食品薬品管理局（FDA）のお墨付きを受けて企画されたのが、今回の実験、クリニカル・トライアルでした。クリニカル・トライアルとはかくもひどいものなのでしょうか。それとも悪性黒色腫のケースは例外中の例外なのでしょうか。

・クリニカル・トライアルに参加しませんか？　その3

記録の不備、投薬間違い、副作用のデータの隠蔽。数々の問題が明らかになったオクラホマ大学の悪性黒色腫のクリニカル・トライアル。そのクリニカル・トライアルとはいったいどういうものなのでしょうか。

現代医療にクリニカル・トライアルは欠かすことはできません。医学の世界には分からないことはあまりに多く、治療の困難な病気も数知れません。大規模なクリニカル・トライアル、すなわち患者さんに実験的な薬を投与をすることで初めてその薬が効果的かどうかが分かります。医学の発展はクリニカル・トライアルなしでは欠かせないのです。

しかし、そのクリニカル・トライアルが、実験に参加する患者さんそのものに果たして恩恵を与えているのでしょうか。医学の世界において、医療界全体から見たクリニカル・トライアルの利益は明らかですが、被験者個人個人の利益は明らかではありません。また、明らかではないからこそ、治験をするのです。

この、あまりに自明な事実ですが、研究者はこの問題を避けて通り、口をつぐみ、目をつむり、という態度をとってきました。「まあ、得られる結果のことを考えると、仕方ないんじゃない」というあいまいな容認論が、現場の空気の雰囲気を作っていました。

クリニカル・トライアルにはたくさんの患者さんの参加が必要です。参加者が充分でないと統計的な結論が導き出せないからなのです。参加者を募るために主催者は知恵を絞ります。治療や検査を無料にし、「最新の薬」という甘い言葉を交えて何とか患者さんに参加してもらおうと勧めます。

可能性のあるつらい副作用の話は自然最低限に抑えられがちです。あらゆる種類の「売り込み」はこのような側面を持っていますね。

2001年だけで、米国では8万という膨大な数のクリニカル・トライアルが行われました。参加した患者さんは全部で2千万人といいますからものすごい。この数はこれからますます増える一方だといいます。クリニカル・トライアルの多くは新薬の効果を調べる実験ですが、製薬会社は新しい薬を開発することでどんどん利益を増やしています。米国医療界で一人勝ちしてきた製薬会社がクリニカル・トライアルに与える影響はあまりに大きいのです。

83％の米国人は、アンケートに答えて、人に薬の実験を行うことは必要不可欠だといいます。一方、実験に参加した患者さんがモルモットのようには扱われたりしない、と自信を持って言える人はほんの24％に過ぎません。

米国におけるクリニカル・トライアルは倫理委員会を通して、その認可を得て行われます。では倫理委員会を通すという「システム」を完備すればそれで事足りるのか。残念ながらそうではありません。米国では「こんなことが」という人体実験が数多く行われてきたのです。次に、クリニカル・トライアルを歴史的な視点から眺めて見ましょう。

・クリニカル・トライアルに参加しませんか？　その4

医療倫理発祥の地である米国では、クリニカル・トライアルはさぞ倫理的に行われているのだろう、という印象を抱きます。現実はどうなのでしょうか。

まずは、悪名高き「タシュケジー事件」です。1930年代から行われたこの実験では梅毒を意図的に治療しないで、その進行を観察する、という恐ろしい実験が行われていました。実験の参加者が全員黒人であったことも大きな問題になりました。この問題については政府はずっと知らん顔を決め込んでいました。正式に連邦政府が当時の被害者に謝罪したのは、なんとクリントン大統領の時でした。

「そんなのは大昔の話じゃないか」ですって？　いえいえ、90

年代後半になっても似たような実験は行われています。

米国の医師たちはアフリカのエイズ患者さんが他の人にウイルスを感染する様子をじっと観察し、有名な医学雑誌である「ニューイングランド・ジャーナル・オブ・メディシン」に発表しています。この時、エイズの治療薬はすでに出回っていましたが、彼らは敢えて実験に参加した患者さんにはその治療薬を与えていませんでした。
「どうせこの人たちは貧乏で薬を手に入れることはできないんだから、結果は同じことじゃないですか」というのが実験主催者側の言い分です。

各医療機関には内部の監査機関があり、非倫理的な研究は行われない、という規定が一応あります。しかし、研究基金を自ら獲得して行う競争主義の米国では、いったん基金をくれるスポンサー（製薬会社など）が現われると、それを手放すことに大変消極的です。スポンサーのくれる基金から秘書や技師の給料、学会などの交通費などの諸経費が支払われることも多いからです。研究基金は医療機関にとって重要な収入源なのです。実験結果がスポンサー側の意向にそぐわない場合、その結果すら隠蔽されてしまいかねない、という話はすでにしましたね。

1999年に遺伝子治療を受けていた患者がペンシルバニア大学で亡くなりました。この事件の調査で大変なことが明るみに出ました。この研究の責任者は研究に使っていた薬を提供していた製薬会社の株式を30％も所有していました。大学自体はその会社の資産の3.2％を所有していました。この製薬会社が他の会社に吸収されたとき、研究責任者はその見返りとして1,350万ドル、ペンシルバニア大学は140万ドルものお金を受け取ったといいます。まさにドル箱の研究ですが、こんなおいしい資金源は、倫理的な欠陥がちょっとあるからといって簡単には手放せないのでしょう。

すでに紹介した悪性黒色腫の研究も金銭が動いていたといいます。研究責任者は悪性黒色腫のワクチン製作会社から多額の資金提供を受けており、臨床試験というよりはワクチンの売り込みのために患者を使っていたといわれています。彼は充分な動物実験を行ったうえでの科学的な研究だった、と言っていますが、その動物実験は実は別の薬を使っていたことが判明しました。大学の内部監査機関はこの研究を行う許可を与えていますが、実際にはこの監査機関は1ヶ月に1回、1時間の会議を行うだけの組織で、会議の後はみんなでディナーに繰り出していたといいます。

このケースが例外中の例外か、あるいは氷山の一角か、あなたはどう思いますか？

・クリニカル・トライアルが行き着く先、行き着くべきところ

2001年9月2日のワシントンポストにシルバーゲルドという女性医師が面白い論文を発表しています。

彼女は、自身が関連ある病院の研究方法を批判したのです。彼女のコメントを引用してみましょう。

「90年代に行われた鉛の小児に与える研究は、まるで昔の炭鉱におけるカナリアのようだ。鉛の身体に与える影響に注目するあまり、実験に参加する小児の安全性にあまりに無頓着であるとメリーランドの裁判所が批判した。実験を行ったのは有名なバルティモアのケネディークリーガー・インスティチュート。

最大の問題は被験者に鉛暴露の危険について充分な説明を怠っていた、という点で、裁判所は悪名高い「タシュケジー試験」になぞらえて厳しい批判を行った（注：タシュケジー試験については前項で触れましたね）。

いわゆる、インフォームドコンセント*8が不十分であった、というのが今回の事件の最大の原因である。」

自身、研究者でもあるシルバーゲルドは医学研究の持つ矛盾、パラドックスについて言及します。

「鉛の試験は将来の公衆に利益を与えるかもしれない。しかし、鉛暴露を観察するこの研究で被験者が受ける利益はゼロであり、それどころか鉛暴露の被害を受ける可能性すらある。

一般的に、医学実験では被験者は実験による利益を得ることは少なく、もしあったとしてもそれは『付加的な贈与物、ボーナス』ともいえるもので、実験そのものは被験者に利益を与えることを目的とはしていない。5％もの被験者の子供が鉛暴露のために脳障害を起こしたことは許しがたい。」

彼女はこう批判します。

医師はヘルシンキ宣言*9やヒポクラテスの誓いの中で、患者

---

*8 informed consent。インフォームとは情報を提供すること。コンセントとは同意することの意である。近年、患者の権利が向上するとともに、医療行為の決定に患者が参加することが望ましいと考えられるようになった。専門家である医師が患者に充分な情報を提供し、患者が意思決定に参加し、同意した上で各々の医療行為を行う、というのが倫理的に正しい行為だと考えられるようになっている。インフォームドコンセントはこういったプロセスを経たうえでの患者からの同意をいう。

*9 Declaration of Helsinki。世界医師会により1964年にヘルシンキで採択された、人を対象とする医学研究の倫理的原則。

に不利益にならないことを医師の勤めと学びます。シルバーゲルドは、自身が利益を得ることのない被験者の行為についてこういいます。

「その行為の自己犠牲的な美しい態度に敬意を表することのみが被験者に与えられる利益であることを、インフォームドコンセントに明記すべきである。現状の偽善的な研究の方法を根本的に見直すべきだ。」と。

彼女は日本の筑波大学を訪問した際に見つけた、被験者にささげられた美しい庭園に感銘を受けています。これは学生の解剖実習のために献体をされた方への感謝の意をこめた庭園ではないかと想像しますが（私の母校にもありましたから）、そういえば米国にはそういうのないなぁ、と彼女の論文に改めて気づかされたのでした。

COFFEE TIME

ホルモンの時代

女性はある年齢に達すると女性ホルモンの分泌量が減少してきます。閉経期ですね。女性ホルモンを外から補給する、ホルモン置換療法は米国でも欧州でも大変人気のある治療法でした。

が、最近の大きな研究でこの治療が癌のリスクを高めてしまう、と分かったからさあ大変。現在医学界ではホルモン療法をどうしたらよいのか、喧々諤々の議論が展開されています。女性ホルモンが人体に有害である可能性がある、というデータが出た2001年の時点で、米国では毎年4,500万もの女性ホルモンの処方せんが出されていました。医学界の大スキャンダルになり、多くの患者さんがパニックになったのも当然です。医師や製薬会社を訴えよう、と考えている患者さんもたくさんいるようですし、それを助長する弁護士はもっとたくさんいます。

さて、今回の話はその女性ホルモンの話ではなく、男性ホルモンの話です。男性ホルモンにもいろいろありますが、その代表選手といえるのがテストステロンです。

米国では、この男性ホルモン療法がひそかなブームです。2001年に処方されたテストステロンは約150万。5年前に比べ、ほぼ倍の量になっています。その期待される効能は、老化を防ぎ、筋肉隆々たる体躯を保ち、男性機能の保持もできる、というのですが……

テストステロン療法の歴史は意外に長く、19世紀にはすでに動物の精巣（ここからテストステロンが分泌されます）からとれる液を注射していました。体から力がみなぎってくる偉大な効果があったとか。これが化学的に抽出されたのが1935年。しかし2000年になり、テストステロンのジェル薬がでてから人気が爆発しました。注射薬が不要になり、塗り薬になったのですからこの変化が与えた影響は大きかった。私はエイズの患者さんにこの塗り薬のテストステロンを使っています。エイズの合併症でテストステロンの分泌が落ちることが多いからです。このときにも、患者さんに起こりうる副作用に対し、充分な説明をして、理解をしてもらったうえでの処方になります。

実を言うと、テストステロンの薬効は実はまだはっきりとは証明されてはおりません。男性も年をとるとテストステロンの分泌量が落ちてきます。「だから」テストステロンを外から与えてやれば、件の薬効が期待できるだろう、という理屈です。理屈は理屈ですが、先の女性ホルモンの例のように、臨床試験なし、理論武装のみで薬を使っていたら、後で痛いしっぺ返しがないのでしょうか。

テストステロン療法が前立腺癌の危険を増すのでは、心臓病や脳卒中の危険を増すのでは、と危惧する人もいます。これらの可能性ある危険についても充分考慮が必要です。

女性ホルモンのときも、さしてデータもないときから患者さんは治療を求め、医師も無批判に、患者さんに求められるままに女性ホルモンを投与してきました。

米国では一般に臨床効果についての試験にはやかましいのですが、「世論のプレッシャー」がかかるとコロリと原則を曲げてしまう、きわめて政治的なところも多分にあります。男性ホルモンについても同じ轍を踏まないと、誰が言えるでしょう。このような傾向を危惧する老年医学の専門家、ジョン・マッキンレー氏は皮肉を込めてこう言います。「医学の歴史で私たちが学んだ唯一のこと、それは私たちは全然学ばない、ということだ」。過ちの歴史は、繰り返されるのでしょうか。

さて、ホルモン療法の問題点は、値段が高いことです。高額なホルモン療法が大人気なのは製薬会社のプロパガンダにも一因があるかもしれません。つまるところ、医師が薬を処方するのは科学的な理由よりもこういったマーケットに踊らされる理由のほうが大きいですから。ジェル薬のテストステロンは1ヶ月分で160ドル以上します。外来で処方する薬のなかではきわめて高額な薬です。

3. 医療訴訟、そのあまりに大きな影響力

米国連邦政府の機関、Institute of Medicineの発表によると米国での医療ミスからの患者の死亡数は年間44,000～98,000人に及ぶといいます。このデータを示したのが、すでに紹介した有名なTo err is humanですね。最大10万人近くの死亡者。これはかなりの数といってよく、米国医療界を、いや米国全体を震撼しました。

これを受けてクリントン前大統領は病院での医療の質を向上させ、医療ミスによる被害を減らすよう求めました。

QA、つまりquality assurance、とは病院全体の質の管理、特に安全に対する管理をいいます。よく病院のQAが話題になるときこれを自動車の工程ラインとか旅客機の安全管理と例えられます。

が、実際にはまずい例えというべきで、予定された進路を繰り返し前進していく過程と、向こうからやってくる多種多様な問題(この場合は患者の抱える病態ですが) に対応していくこととはベクトルが正反対。加えて病院にくる患者は工場の製品と違いすでに病気という「危機にさらされやすい状態」にあるところからスタートしています。

むしろ犯罪対策をする警察機構などに医療のQAは例えられるべきでしょう。

とはいえ、質の管理、安全対策という観点からは医療の世界は

他の産業よりもかなり遅れている、というのは以前から指摘されていました。医療の世界は大変封建的で、米国であってもその例外ではありません。改革を断ずるにも必ず抵抗勢力がおります。

QAを別の言葉でいうと最近流行の「危機管理」という言葉、におきかえてもいいでしょう。

諸外国は危機管理において日本よりはるかに優れているといわれていますね。

私の経験でいうと、こと医療に関しては、米国ではQAの理念、技術整備はとても進んでいます。

問題は、理念を現場に持ってきたときです。この実践編において、理念との大きな落差を感じます。

投薬の確認は看護師1人が行っていますし、輸血は2人の医療従事者による人的確認。医師の投薬は薬剤師による人的チェックがちょっと入るだけで、2、3剤の同時投与による相互作用などは個々の医師の裁量でチェックされているに過ぎません。

米国の病院はJCAHOといわれる第三者による監査が行われますが、これも3年に一度の行事で医療ミスを有意に減らす強力なファクターには、まだなっていません。

一方、今、米国の病院のほとんどが厳しい経営状況にあります。

そのため直接目に見えにくいQAに投資をする余裕がないともいえましょう。投薬の際の自動コンピューター検索システムが投薬ミスを減らす、というのは理念面では常に議論されてきましたが、なかなか導入されないのはそのためでもあります。このようなQAは長い目で見れば患者さんの信頼、それに基づく患者数の増加、医療訴訟の減少などが考えられ、病院の収益にも結びつくのかもしれませんが、これは長期的な効果であって、短期的には投資の部分のほうが大きくなり、病院の収益に結びつくようには感じられません。儲けに直結しない改革は進みにくいのです。米国では常に、強烈にマーケット主導ですし、米国タイプの資本主義は、典型的に短期的な収益のほうに傾倒し、長期的な視野に基づいた投資は行われにくいことが指摘されています。

すでに多くの研究によって、医療ミスは「個人のミス」にその原因を追求しても意味のないことだというのが常識になっています。日本で聞き及ぶように、医療のミスに対して「研修医個人を訴える」というような事例はナンセンスです。研修医がミスをした背景には、その監督不行き届き、チェック機能の破綻など、システム面での問題も間違いなくあるからです。このようなトカゲの尻尾切りをしていても根本的な問題の解決にはなりません。ひどい目にあった患者さんから見れば、目の前の医師をこらしめれば敵討ちにはなるかもしれませんが、そのようなむなしいカタルシスを得て、どうしようというのでしょう。

と、いう話をニューヨークの友人にしたら、「馬鹿だな。研修医なんて金持っていないんだから、訴えたってしょうがない。訴えるのなら当然金のある病院だろ？」だそうです。

被害者側が勝訴したとき得られる金額は米国ではうなぎのぼりで、大きな問題になっています。なるほど、あんな金額では研修医ではまかないきれまい。訴訟保険？　いまや訴訟保険費用は年間10万ドルとか、15万ドルとかいう恐ろしいほどの額になっています。3万から4万ドル程度の年収の研修医にとても払える額ではありません。

だから、というわけではないのですが、研修医は直接訴訟における加害者にはならず、必ずその指導医か病院が加害者として訴えられることが通常です。また、病院と契約を結ぶ際に、そのような条項が必ず書かれてあることを確認します。

では、研修医は訴訟フリーかというとそうはいきません。その記録は残りますし、最近はインターネットで医療ミスを犯した医師のリストを公開している団体もいます。今の病院にはいづらくなって辞めていく人も何人も見てきましたし、新しい病院にもなかなか採用されません。そして、若くて正義感のまだ充分残っているときの医療ミスは、心に一生大きな傷を残していくのです。

医療ミスの減少は世界中の医療現場で最大の課題になっています。

「ミスをする個人」がいることを前提に、医師や看護師は、人間であるがゆえにミスをするものであるということを理解したうえで、システムの整備にはいる。

これがミスを最小限に減らす正しいアプローチでしょう。

■あっ場所間違えた！

さて、その医療ミスについてもう少し続けてみましょう。

日本でも外科手術時の医療ミスが話題になっているようですが、米国でも手術時の間違いが問題になっています。いや、ことは日本よりもはるかに深刻かもしれません。手術する場所を間違える事例が増加しているのです。

米国には医療機関の質を監視する監査機構がある、という話は前にちょっと触れました。Joint Commission on Accreditation of Healthcare Organizations、JCAHOと略される機関です。数年に1回病院などの医療機関に検査に入り、医療行為のレベルから病院の消火器の設置位置までこと細かく検査をしていきます。一定の基準を満たさないと病院へのメディケアの支出を停止され、事実上営業ができなくなります。JCAHOの監査に合格することは営業面ではとても重要なことであり、どこの病院も、監査の日が決まるとその対策に必死になって追われます。まるで試験直前に必死に徹夜勉強するできの悪い学生のように。

このJCHAOは1998年に15件の手術時における「場所間違い」を報告しています。それ以来、外科手術部位の間違いは数を増やす一方でなんと136件も起きていることがわかっています。そのうち108件は過去2年間で起きたものであり、問題が益々深刻になっていることが伺えます。JCAHOのような監査機関の充実が進む一方、その割りに一向に減らない医療ミスの数（というか増えている)。いっていることとやっていることにかなり乖離(かいり)のある米国医療の特徴がよく現われています。JCAHOの調査によると、ミスの76％は間違った場所に手術をしており、13％は間違った患者さんに（！）手術をしており、11％は間違った種類の手術をしています。

例えばこうです。左脚の整形外科の予定だったのに右脚のほうを手術してしまう。マジックで手術するほうをマークしておく、といったごく簡単な操作で防げるはずの事故が続発している……。世界最高の医学水準を誇る米国ではこのような単純なレベルでの疎漏が目立ちます。

JCAHOの分析によると、外科医と患者さんやその家族とのコミュニケーションを欠いていることが事故の最大の原因なのだそうです。ローテクの見直し、という単純なことが一番大事なのかもしれません。

■訴訟保険と医師の消失

米国では医者が「儲からない」仕事になって久しくあります。90年代に栄えたマネジドケア団体も最近では振るいません。2002年になって、あれだけの利益を誇っていた製薬会社ですら、株価がどんどん下がっています。まあ、株価が下がっているのは偉大なる大統領様の孤高の決意が招いた結果、ともいえますが。

しかし、今の米国の医療界で（経営的に）未だに勝ち続けている分野があります。

それが、訴訟保険会社です。

ラスベガスのエリザベスさんは、出産を希望して産婦人科のアポを取ろうとしました。産科の医師はこういいます。私にできる分娩の数はある一定範囲内と決まっており、それ以上の分娩はいたしません。残念ながら私はもう規定の患者さん数を診ているので、あなたの診察はできません。

なぜ、このようなことが起きたのでしょう。この産科の医師は万一のための訴訟保険に入っていますが、その加入条項として、「ある一定期間に定められた回数以外の分娩を行わないこと」となっていたからです。この規定を守らなければ、医師の訴訟保険料は跳ね上がり、経営ができなくなるほどであるというのです。

かわいそうなエリザベスさんはベガス中の産婦人科医を探しまくりましたが、どこに行っても断られてしまいました。

米国中で、訴訟の保険料が跳ね上がっています。特に訴訟の多いことで有名な産婦人科医はその直撃を受けました。

例えば、心臓内科や消化器内科の分野で、重症の心不全や胃癌の治療をします。治療はうまくいくこともあり、うまくいかないこともあります。患者さんの状態によっては、うまくいかないことの方が多い場合もあるでしょう。このような場合、医師、患者さん、そして家族の期待度もある程度低めになり、訴訟を起こそう、という動機付けも比較的強くはなりません。

例えば、産婦人科での重要業務、分娩を見てみましょう。心不全や胃癌とは大きく事情が異なります。

うまくいって当たり前。100％の完璧なケアが期待されます。

この患者さんの高い期待感が、逆にうまくいかなかったときの訴訟、という気分への起爆剤となることもあるのです（もちろん、産婦人科の仕事は分娩だけでなく、婦人科系の癌とかも診ますから、これはあくまで単純化した例を挙げています）。

さて、このようにして、産婦人科における分娩業務はきわめて「訴えられやすい」（医者にとって）リスクの高い業務になってしまいました。多くの医療機関が分娩から撤退し、医師は、訴訟保険費用の高額な地域から引越したり、他の、比較的訴訟の少ない分野に鞍替えしたりしています。フィラデルフィアのマーシー病院は、産科病棟を閉めてしまいました。この病院団体に課せられた訴訟保険料が、2000年の700万ドルから、2002年の2,200万ドルに跳ね上がり、ビジネスが成り立たなくなってしまったからです。

アリゾナでは、診療を断られ続けた妊婦さんが、ついに産科医を探し探して、見つからず、路上で分娩するに至る、という悲劇が起きています。すでに何度も繰り返したように、米国では応召義務がないので、患者の診察を拒否しても違法ではありません。

なぜ、訴訟保険料は上がり続けるのでしょう。ひとつには、医療訴訟で原告が得る金額の高さです。1999年には平均70万ドルだったこの金額は、翌年には100万ドルになっていました。この、100万ドル以上を求める医療訴訟が毎年増え続けています。訴訟保険会社が保険料を上げざるを得なかったのも無理もありません。

訴訟は増えつづけます。訴訟による原告への支払いも増えました。そこで、保険会社は考えました。

できるだけ訴訟を起こされるような言質を与えない様にしよう。会社は医師にこう持ちかけました。もし分娩数を年間125以内に抑えてくれれば、保険料を25％割り引きますよ、と。あくまで医師の自由選択である、というところが味噌で、これで保険会社は診療を受けられなかった患者さんからの訴訟を避けることができます。

あるラスベガスの産科医が払わなければならない訴訟保険料は、1年間で、5万ドルから18万ドルへと跳ね上がりました。医師のなかには、訴訟保険に加入するのを止めてしまった人もいます。米国で、このようなことをするのはシートベルトなしで高速道路を逆走するくらいのリスクをともないます。それでも、あまりに高額の保険料のために、にっちもさっちもいかなくなってしまったのですね。

このような事情を受けて、カリフォルニアでは、ある種の訴訟で得られる原告側の金額に上限を設け、訴訟保険料の暴騰に歯止めをかけようとしています。

これに対して、弁護士は反論します。そのような改正は「弱い立場の」患者さんをより苦しい立場に置くことになる、と。患者さんが当然受けられる高額の慰謝料を妨げる意味で、このような法の改正は患者さんフレンドリーではない。そう彼らはいうのです。まあ、弁護士さんフレンドリーでないことだけは、間違いないようですが。

■医療訴訟の獲得金キャップ大作戦

医療訴訟で原告が得るお金がどんどん高額になっていることが問題になっていることを紹介しました。

医師のかかる訴訟保険の掛け金が高くなると、これが回りまわって患者さんの医療保険料が高くなります。患者さんに利益が得られるように、という建前だった医療訴訟が、皮肉なことに患者さん自身の医療保険料の増加につながっている。こういう矛盾に米国は今直面しているわけです。無理を通せば道理が引っ込む。高い理想という建前が現実を無理やり捻じ曲げ捻じ曲げ、このツケが回ってきているようにも見えます。

これを受けて、米国下院は「苦痛を伴った」という理由でもって起こされた医療訴訟で原告が得ることができる金額に上限（キャップ）を設ける法案を可決しました。カリフォルニアにはすでにこのような州法があることは、すでに紹介しましたね。

ペイン アンド サファリング（pain and suffering)、という理由でもって医療訴訟を起こす例は米国では珍しくありません。みなさんが、新聞やテレビでイメージする医療訴訟、というと、医者のミスで患者さんが亡くなったとかそういうものではないでしょうか。もちろんそういうのは訴訟の対象になりますが、米国でよくケースになるのは、説明されていなかった検査をされた、とか予期せぬ薬の副作用で体に発疹ができて痒かった、とか看護師の態度が悪く、点滴漏れがあるままずっと待たされた、という類のものです。つまり、患者さんが死亡に至ったり、麻痺などの障害が残る、という重大なものではなく、患者さんが「精神的あるいは肉体的苦痛をこうむったもの」。こんな理由で何百万ドルというお金をめぐって訴訟が起きるわけです。

むろん、患者さんが無益な苦痛をこうむったことについて、それが肉体的であれ精神的であれ、許容されてよいわけではありません。

しかし、そうした類のものは普通の人間社会であれば心から謝罪し、システムの改善を約束し、ときには常識的な額の金銭的なお詫びのしるしを渡し、といった行動でもって解決に至るのが普通です。このような理由で多額の金額と膨大な時間を費やす裁判を起こす、というのは米国人の感覚からいっても、非常識だといわざるをえません。

この流れに歯止めをかけるために、議会（下院）は金銭的な上限を設けたわけです。キャップ額は、一件につき25万ドル。

もっとも、米国二大政党のひとつ、民主党は当初このキャップにより得られた差額を医師の訴訟保険料を下げるのに当てようと試みていました。が、これは共和党側に拒否されてしまい、議会を通過できませんでした。

そのため、訴訟で患者さんが得る金額は減る、訴訟保険料は変わらない、という構図ができ上がります。これだと、訴訟保険会社の一人勝ち、ということになりますね。この裏には保険産業の活発な共和党支援とロビー活動がみえ隠れします。医師は訴訟保険料が払えずアップアップの状態になっていますが、この法案ではその解決にはならないわけです。

さて、意外なことに、医師側の代表であるはずの米国医師会はご満悦です。保険会社にも競争が働いているのだから、もし訴訟にかかる金が減るのならば、医師に課せられた訴訟保険料も下がるに違いない、というのです。すべては競争主義、マーケットの手にゆだねることが最良の道であると。

もちろん、これはあくまで机上の仮説に過ぎませんが、なんにせよ過剰な訴訟に歯止めがかかるのはいいことだ、と妥協と満足に落ち着いた、というところが本音でしょう。

当然、この法案で一番損をするのは訴訟で儲けている弁護士たちです。弁護士団体は猛反対するでしょう。「自由経済の侵害」「患者さんの権利を無視している」という美名（建前）の下で。

この法案が上院も通過するか、注目されます。

4. 米国の医者は本当に優秀なのか？：米国医療は本当にエビデンス・ベースドなのか。EBM神話を問う。

北米で最近盛んなEBM、エビデンス・ベイスド・メディシンです。日本でも最近これを導入しようという声が盛んです。ものの本を読むと、米国の医療はすべてEBMを適用していて、といった感じの文章が目立ちます。ここに私の抱える悩みがあるのです。このようなご意見は一般に、米国に行って臨床研修を経験した方たちによる紹介がほとんどのようです。しかし、いったいこれって本当なのでしょうか。

現在、私の抱える悩み、それはいったい。

日本から、米国に行ってEBM使用の実態を知るのはそんなに簡単ではありません。すでにその理由の一部は紹介しましたが、ここに改めて確認しておきましょう。

1）本来米国で臨床医療を経験する者は米国指向が強い。さもなくば、わざわざ苦労して米国に来たりはしない。(EBM的に言うと、セレクション・バイアスといいます)。
2）そのようにして米国にきた日本人医師はEBMをしっかり教育している教育病院で研修を受ける場合が多い（更なるセレクション・バイアス)。このような医療機関は果たして米国全体の事情を反映しているだろうか（サンプル抽出の問題）。

3）また、米国に留学する医師の多くは日米でそれぞれせいぜい2、3の病院を経験するのがやっとである。そのような少数のサンプルでの「経験」を国全体の実態に外挿させるのは無理がないだろうか（サンプル数の問題）。

4）さらにさらに、「研究中心で臨床に関心の低い」大学病院で初期研修を受け、米国の「臨床中心の」教育病院に移るケースが多い事実。バイアスにはさらに拍車がかかる（比較群のマッチングの問題）。

7割弱の医学部卒業生は、大学病院で卒後研修を受けるのが、日本です。しかし、その実態を知っている人なら誰でも認めますが、日本の大学というのは本来研究がその一番の目的でして、臨床やその教育に関しては、人材の数や質、それに熱意の面でもずっと劣っています。どこに劣っているかというと、一般の在野の病院群です。現在日本で最高の教育病院を上から10並べたら、おそらくそのすべてが一般病院であり、大学病院はひとつもランクインされることはないでしょう。

むろん、これはあくまで一般例です。大学にも優秀な指導医もいらっしゃいますし、地方の大学病院では研究よりも地元の一般診療に（好むと好まざるとにかかわらず）力を入れているところも多いでしょう。一般病院には優秀な教育病院が多いとは言いましたが、無論優秀でない一般病院も山ほどあります。

ま、このような例外はさておき、一般論はそれでもある意味を持つのです。

さて、日本の医師はほとんど卒後研修をこの大学病院で行うわけです。優秀な人ほどこの研修内容に不満を抱かれるのも、無理のない話でしょう。米国の臨床研修に興味関心が高まり、海の外に出て行く人も多いでしょう。実力があれば、なおのことです。

その人たちが、米国の教育病院で受けた驚愕は、想像に難くないでしょう。まったく別世界なのですから。米国の教育病院の力の入れ方は、日本の大学病院のそれとは比べ物になりません。

が、悲しい現実は、日本の大学病院は教育病院ではない、実質的にはそうでない、という事実です。日本の大学病院と、米国の教育病院を比較する、というのは日本のおじいちゃんと米国の高校生の女の子を比較して、どっちが心筋梗塞が多いか比べるようなものです。最初からサンプリングが間違っているのです。EBM的に言うと。

EBMについて、私が米国について語るとしましょう。私もまた、EBMという厳密な分野において、このようなあいまいな比較しかできない人間の一人でして、そのことの持つ矛盾に苦しまざるを得ないわけです。お分かりいただけますでしょうか。

けれども、何かについて、語られなくてはならない……のです。

それでも何かを語るために、一苦労してみましょう、今から。

この本の下敷きになっていますが、私はずっと週刊のメールマガジンを出していました。メールマガジンは、医療従事者向けではありませんで、もっぱら一般の方を対象に文章を書いていました。もちろん医療従事者の人もたくさん読んでくださっていましたけれど。私は、このメールマガジンを次のように企画しました。米国の医療事情を、この国の新聞報道や医学雑誌からの「データ」を用いることで紹介することに努めました。自分の経験を盛り込むことは、意図的に抑えました。また、本来すり合わせて比較することが、容易にはできない「日米の比較」をあえて避け、あくまで「米国事情の紹介」に留めることにしました。

EBMをご存知の読者の皆さんなら想像に難くはないでしょうが、2者を比較する、というのは本来極めて困難な作業でして、いたずらに雑感だけで行うべきではない、そう私は考えていたのです。幸い読者も4千人を超え、メールマガジンはある一定の評価を持って迎えられました。

さて、米国のEBMについて語ることにしましょう。といっても、ハーヴァードやジョンズホプキンスで何をやっているか、という話ではありません。そういう話は巷で出回っておりまして、私が四の五の言う必要はございません。

■米国開業医のEBMの実践

1988年にカナダで生まれたEBMという用語は90年代に入って米国医療界での流行り言葉となりました。その普及のスピードにはまったく驚くばかりです。いまや世界中で、EBMという言葉を知らない医者はほとんどいない、といってもよいでしょう。しかし、そのスピードに注目すると同時に、もうひとつ気がつく点は、EBMというコンセプトは意外に新しいものだ、という点です。

ほとんどの日本人は、米国で見学、研修をしても、その舞台は大きな教育病院や大学です。

ところが、あまり知られてはいませんが、教育病院に勤務する「教育家」は米国でもむしろ少数派で、在野で開業する医師のほうが圧倒的に多数を占めるのです。パートタイムで教育病院でのデューティーをこなすこともあります。米国の病院は、その多くがオープン制で、開業医が病棟で入院患者の管理をしたり、研修医を教育したりできる（という建前になっている）からです。このオープン制の病院というのは、開業医と病院、教育機関と開業医をつなぐツールとして大変大きな可能性を秘めており、ぜひ日本でも普及してほしいシステムでは、あります。

話が脱線しました。

そのように教育病院で仕事をすることもありますが、開業医の業務のほとんどは、オフィスで自分の患者さんを診療することに費やされます。そして、この人たちが米国の医師の大多数を占めているのです。現在前線で活躍している開業医は4、50代、といったところでしょうから、彼らはEBMのいわば黎明期に医学教育を受けたか、または全くEBM教育を得ていないことになります。EBMが勃興してきたのは、1990年代に入ってからですから。

さて、インターネットでサーチすると、あるわあるわ。

「EBMとは何か」「EBMの実践」といった開業医向けの解説ページが山のように見つかります。このことはいったい何を意味しているのでしょう。このような大量の「開業医のためのEBM教室」の存在は、逆説的ですが、開業医間でEBMが浸透していないことの証左とはいえないでしょうか。教育病院に比べ、開業医レベルでのEBMの実践は相当遅れていると容易に想像できるのです。

その実態とは……いったい？

さて、では実例をいちいち例示してみましょうか。

1）ワシントン州の糖尿病患者の多くは在野の一般内科医に診療を受けている。Rogerらによると、ガイドラインで推奨されているコレステロール値、ヘモグロビンA1C、眼科試験をすべて行っていたのは全体の27.5％に過ぎなかった。内分泌の専門医へコンサルトを行っている場合は、よりガイドラインに沿った診療が行われていた。

2）喘息のガイドラインではNational Heart, Lung, and Blood Institute（NHLBI）National Asthma Education and Prevention Programが有名である。このガイドラインですら在野の医師にはきちんと使用されていないようである。吸入ステロイド剤が定期的に（発作時だけではなく）投与されていたのが26％に過ぎず、患者にピークフローモニターを与えていたのもたったの26％、ピークフローをきちんとチェックしているのは何と16％に過ぎなかった。

3）狭心症においても、在野では必要とされる医薬品が充分に与えられていないことが示されている。面白いことにマネジドケアに管理されている医療では、出来高払いの古典的な支払い法を行った医療よりもよりガイドラインに準じた医療を行っていた。もっとも、どちらの場合もやはり理想というには程遠く、ガイドラインの実践は在野の医師には充分に行われていない。

4）急性咽頭炎は多くはウイルス性であり、抗生剤による治療を必要としない。また、細菌性の原因菌のほとんどはA型溶連菌であり、ペニシリンによる治療で充分である。しかし、実際には不要な広域抗生剤がほとんどの患者に使われているのが現状である。

5）単純な腰痛にCTやMRIをルーチンでオーダーする医師も多い。

1）Roger A et al. Improving the quality of outpatient care for older patients with diabetes: Lessons from a comparison of rural and urban communities. J Family Practice 2001; 50: electric version. http://www.jfponline.com

2）Crim C. Clinical practice guideline vs actual clinical practice: Asthma paradigm. Chest 2000; 118: 62S-64S

3）Samuels BA et al. Intensity of antianginal therapy in patients referred for coronary angiography: a comparison of fee-for-service and health maintenance organization therapeutic strategies. Clin Cardiol 2000; 23: 165-70

4) Linder JA et al. Antibiotic treatment of adults with sore throat by community primary care physicians: a national survey, 1989-1999. JAMA 2001; 286: 1181-1186

5) Di Iorio D et al. A survey of primary care physician practice patterns and adherence to acute low back problem guidelines. Arch Fam Med 2000; 9: 1015-21

最後の例の、単純な腰痛に画像をとるのはなぜでしょう。身体所見を取るのが面倒なのでしょうか。そもそも身体所見が上手に取れない、ということは考えられないでしょうか。それとも、「万が一の」訴訟が怖いのでしょうか。

■米国で在野の医師にEBMが普及しにくい理由

さて、上に挙げた例、糖尿病、喘息、咽頭炎や腰痛といった問題に注目してみましょう。これらの問題は、大学の医師や専門の医師なんかよりも、在野の一般医、開業医こそがエクスパティースをもつべき、いわゆるcommon diseasesと考えられます。ところが、このような問題で主役の役割を演ずべきはずの開業医が、その彼らがガイドラインを使っていないというのはどうしたことでしょうか。いったいなぜこのようなことがおきたのでしょう。

ガイドラインというのはなかなか読むのに骨の折れるものです。総説記事とは異なり、勧告のみが延々と書かれていて、いまいち読み応えがありません。パソコンのマニュアルを想像してみたら、その読みにくさが容易に想像できるでしょう。

さて、一般の開業医のカバーしなくてはならない病気はたくさんあります。HIVの専門家だったら、HIV関係のガイドラインだけを読めばいいのですから、まあせいぜい1年間に3つか4つのガイドラインを読むだけですむでしょう。プライマリケアのカバーしなくてはならないたくさんの病気すべてのガイドラインを全部読み込む、というのは土台不可能、ということなのかもしれません。そのひとつひとつの疾患すべてについてガイドラインを読み込む、というのは、忙しい米国の開業医には至難の業なのです。米国には、大小さまざまな診療ガイドラインがなんと3,000以上あるといいます。

全部のガイドラインを読むどころか、米国の家庭医では、ガイドラインを全く使っていない医師が相当いるともいわれています。一般医のレベルが高いといわれる英国ですら、コモンな病気のガイドラインの半数以上を読んでいない、といわれています。

どうやらガイドラインが在野の医師に使われていない最大の理由は、単純に彼らがガイドラインを読んでいない、ということにあるようです。また、実際問題として、ガイドラインを読み込みながら日常診療を行うのは、とても難しい、ということらしいのです。

大学病院の教育担当者の方は、事情が異なります。フルタイムで教育担当に雇われた彼らは、朝早くから夜遅くまで、たくさんの患者を診、苦情を聞き、さまざまな書類に記載をして、といった業務から開放されています。細かな問題でもすぐUpToDateやPubMedを検索し、完璧な病歴をとり、完璧なReview of Systemをとり、完璧な診察をして、理想的な患者さんへの説明も行うことができます。このような環境の中で研修医や学生は学び、その中には日本から勉強に来たものも目を丸くして、彼らの実演を見るわけです。

実際にプライベートプラクティスをフルタイムでやっている人

はそうはいきません。朝からたくさんの患者さんをこなします。たいてい、米国の外来は全員アポイントメント制です。しかし、中にはアポなしでいきなり来る人もいますが、断ると顧客が減りますし、悪い評判を立てられますし、訴えられるきっかけにもなりますから、断れません。自信を持って断ることのできるのは、よほど優秀で評価の確立した優秀な医者や、金持ちばかりを相手にしていて収入にあくせくする必要のない医者たちです。そういう開業医は、まあどちらかというと少数派に属します。

30分という限られた時間に診察をします。米国の医師はコミュニケーションや説明にたくさん時間を割く、というとてもよい習慣が根付いています。しかし、患者さんを診る時間は限られていますし、処理しなくてはならない書類は山積みです。日本と違ってカルテにはしっかり記載をしないと後で保険会社からクレームが来ることがあります。30分のうち多くの時間はこのようなことに費やされます。

それは、いいのです。

が、これは医師がすべての問題を自分で解決することができない、という物理的な問題との直面をも、意味しています。完全な病歴をとる時間はないので、とりあえず目先の問題だけに話題を集中させます。Review of Systemをきちんととる一般の医者は本当に少なくなりました。診察にいたっては、英国人をして「最低」と言わしめる適当さです。いいのです、適当な診察でも。心音を聞かなくても、心エコーを取ればいいのですし、おなかの触診が適当でも、お腹の画像をオーダーするだけのことです。

問題が多岐にわたる場合でも、解決は簡単です。専門医にコンサルトを呼んでしまえばいいのです。一人の患者の外来に30分かけようが、2時間かけようが、得られる収入は同じです。たまたま貧血が見つかったり、変な皮疹があったりしても、米国の開業医は、UpToDateやアトラスを引っ張り出したりは、しません。

血液内科と皮膚科に紹介して、おしまいです。これが一番手っ取り早くお金を稼ぎ、余計なトラブルを免れる（訴訟を避ける）確実な方法だから、です。

米国の医師はほとんど、完璧な病歴聴取、完璧なReview of System、完璧な診察に完璧なコミュニケーション。分からない問題があってもUpToDateやインターネットを駆使してどんどん問題を解決していき……という超人的な人たちで……こういうイメージを持っている人が、日本になんと多いことか。

これは、モデル住宅をみて、「この国の人たちはみんなこんな豪邸に住んでいるのか」と考えるのに等しいことです。

もちろん、私はこれをもって、米国の開業医が「低脳である」とは全然考えていません。彼らの与えられた環境においては、これがせいいっぱいなのです。彼らは、与えられた環境下で100％の力を出し切り、最も効率的な方法を駆使しているに、過ぎません。だから、私は彼らを責めているわけではないのです。

ただ、そのよしあしはおいておいて、先に挙げたような医者は米国には皆無、であるかのようなイメージを日本が受け続けた、その欺瞞については、何とかしなくてはなりません。

米国におけるEBMの実態とは、日本で喧伝される「あるべきEBMの利用のされ方」とは、格差のあるものです。そして、よく考えてみれば、それはごくごく当たり前のことなのです。なのに、「こうあるべき」という理想論と「実際はこうである」という現実とが、混合混同されて議論されることが、なんと多いことか。

一線で活躍する医師ほどガイドラインを読む時間がない皮肉。ある報告によると、ガイドラインを好んで読んでいるのは固定給の医師で（患者を診なくても給料が減らない）、週20時間以下しか患者を診ず、医学部を卒業したばかりで、開業していない者、なのだそうです。つまり、これらの条件は、献身的で患者さんに慕われる町の一般医、というイメージに当てはまらない、そういう医師の姿に他ならない、のです。

むろん、誤解のないようにフォローしておきますと、ガイドラインはEBMと同義語では、ありません。また、ガイドラインに一致しない医療は、必ずしも悪い医療とはいえません。たしかに、現在のガイドラインはほとんどEBMにのっとって、ということを目指しています。が、ガイドラインを読み、その内容を把握できても、必ずしもその勧告に賛意を示す必要はないのです。そのガイドラインを理解し、その元となる論文も理解し、なおかつそこに問題を見出す、ということは、しょっちゅうではないにしても、ありえないことではありません。

慢性閉塞性肺疾患、いわゆるCOPDの増悪についてのACCP/ACP-ASIM（米国呼吸器内科学会、米国内科学会）によるガイドライン（一例として、BachらによるManagement of acute exacerbations of chronic obstructive pulmonary disease: a summary and appraisal of published evidence. Ann Intern Med. 2001; 134: 600-20を挙げましょう）。これによると、COPD増悪時の抗生剤の使用が勧められています。メタアナリシスでその効果が統計的に認められたからなのだそうですが、これをよく読んでみると、取り上げられた論文は1950年代に始まる大変古いものが多く、現在の適応に足るか、おおいに疑問なわけです。また、統計的に有意差があっても、ピークフローが10L/分向上しただけ、と臨床的価値には乏しいのです。たったこれだけの利益を得るのに副作用や耐性の危険を冒してまで抗生剤を使うべきか、と正々堂々EBMの土壌でガイドラインに反駁することはできるわけですね。

もっとも、私がこのような結論に達するまでには、COPDに対する基本的知識、感染症に関する専門的知識、たくさんの文献をなめるように読み、分析し、という作業が必要でした。私が感染症科という専門を大きな教育病院でやっているからこそ、できた仕事です。現実には、在野の開業医にはこのような分析を日常的に行うのはおよそ難しい話です。

ガイドラインの普及が開業医に足りない理由を、開業医の「スーパーEBM」に求めるのは少々無理があるでしょう。

では、米国の開業医はどうやって最新医学の進歩に対応しているのでしょう。

それは、すでに紹介したように製薬会社からです。現在開業医が得る最大限の医療情報源は製薬会社が持ってくる、パンフレットやディナーつきの講演なわけです。当然これらは薬の売り込み用で多分にバイアスが入っており、EBMからは程遠い存在です。皮肉なことに製薬会社の情報はしばしばNNT（number needed to treat）、Likelihood ratio、relative risk、p-valueといった「EBMっぽい言葉」に満ちています。

このほかにも、米国の開業医間でEBMが充分に利用されにくい要素があります。米国で最も強力に作用する、その要素とはマネジドケア、そして訴訟を含めた患者からのプレッシャーです。

マネジドケアの影響で開業医も以前のように時間をかけて患者を診ることができなくなってきました。診察数あたりの収入はどんどん保険会社によって減らされているからです。米国の医師たちは短い時間にたくさんの業務をこなさなければならず、だんだんむしろ日本の医者たちの環境に近づいてきた、といえるかもしれません。

ですから、朝から晩まで診療とペーパーワークで多忙を極める開業医がEBMを実践していく困難は、日本の医師にはむしろ理解しやすいのではないでしょうか。

更なるプレッシャーは患者さんです。「テレビでやっていたこの薬を出してください」という患者サイドからのプレッシャーに抗うのは、米国では極めて困難です。米国の患者さんは日本のそれに比べて良くも悪くも極めて要求度が高いです。インターネットでリサーチしてから医師を訪れる場合もあります。あるインタビューによると、不要な抗生剤の処方を患者から求められたとき、ほとんどの医師が「意味がないとは知りながら」その抗生剤を処方しているそうです。私も、明らかなウイルス性の上気道炎で患者さんに「○○マイシンというテレビでやってた薬をくれ」といわれます。私も、○○マイシン、処方します。患者さんの機嫌をとるのが一番大事でして、機嫌を損ねてしまうと、後でいろいろ大変なことになった医者をたくさん知っているからです。遠くの耐性菌よりも、目先の問題のほうがずっと切実なのです。情けないことに。

したがって、医療訴訟もEBMの実践において大きな障壁になっています。米国でも、そしておそらく日本でもそうだと思いますが、訴訟は医療行為の間違いそのものよりも、医師と患者との感情のもつれによるところが大きいわけです。下手に患者の感情を害すると、どんな些細なことでも理由をでっち上げて訴訟を行うことができるのが現実でして。患者さんのいうことはとりあえずきいておけ、という雰囲気が生まれ、エビデンスの入り込む余地はそこにはないわけです。はじめは、エビデンスを追及し、しかし「現実には」そううまくいかないな、と自己憐憫に陥るのですが、これを毎日毎日毎日やっているうちに、エビデンスを調べるほうがどうでもよくなってきてしまい、そのまま流されてしまう、というパターンです。

■その先にあるもの

かといって、米国の現状がこのままであるわけはなく、このままでいいわけもないのです。多忙な医師でもEBMが活用できるよう、現在様々な工夫が行われています。その最も効果的、と考えられている方法は、日本でも提言されている2次情報の利用です。

日本でも人気の出てきたUpToDate（http://www.uptodate.com）やガイドラインの要旨を上手くまとめたNational Guideline Clearinghouse（http://www.guideline.gov）などは忙しい在野の医師にも比較的利用しやすいですね。米国では利用者は比較的少ないですが、英国のBritish Journal of Medicine、BMJが出しているClinical Evidence（http://www.clinicalevidence.com）もなかなか使い甲斐があります。これらの2次情報はガイドラインよりもはるかに読みやすい構成になっており、また、皮肉なことに驚くほどEBM用語が少ないのが特徴です。

むろん、エビデンスを語るのに専門用語を使わないといけない、というのは明らかに誤謬でして。その昔コンピューターはベーシックやマシン語の知識がないと到底使えず、一部のマニアの高級玩具でした。現在米国でこんなにコンピューターが普及している最大の原因は、コンピューターが専門用語を廃し、できるだけ素人にも使いやすいように自らの姿を変化させていった結果なわけですね。EBMが米国の一般医に普及するためのヒントもここに隠されているような気がします。

EBMのみならず、専門用語というのは専門家と素人を隔絶するのです。21世紀の医師が患者に分かりやすく説明するプロであるべきならば、EBMジャーゴンを省いてEBMを語ることも不可能ではないはず。そう私は考えています。そして、その先にこそ、真の意味での米国でのEBMの普及と実践が可能になるはず、いや、なるべきなのです。

もっとも、そこには依然、訴訟やらなにやらの障壁が存在しており、問題の根本が解決しているわけではないのですが。

・で、さらにその先にあるもの

ジョン・スチュアート・ミル*10という人がいます。彼の著作は私は大好きでして、ちょこちょこと数ページずつ読み続けています。

彼は近代に生きた人ですが、ものの善悪についてこう考えました。当時の英国では、あるものが善であるか悪であるかは「それが神の言葉に則しているか、それとも反しているか」を基準に決めるべきだ、という意見が多数派でした。ミルはこれに反論しました。物の善悪は神学的な神が「こうしろといった」から決まるのではなく、ある基準に基づいて善と悪とが区別されるべきであると言ったのです。

その基準とは何か、というのは本書の範囲を大幅に越えてしまいますので、ここでは議論しません。

現在はニーチェ*11のいう「善悪の彼岸」にありますから、このことを考えるのはおおいに意味のあることではありますが。

---

*10 J. S. Mill（1806～1873）。英国の社会学者。ベンサムに傾倒し、功利主義を大成した。主著に『功利主義論』(Utilitarianism)。

*11 Friedrich Nietzsche（1844-1900）。ドイツの哲学者。超人思想を唱え、「神は死んだ」というあまりに有名な言葉を残した。代表作に『ツァラトゥストラはこういった』(Also Sprach Zarathustra)。

何が正しい医療行為で、何が正しくないか。たとえば、こんな問題に取っ組むのも、さほど時間の無駄とはいえません。

医師は科学者の側面も持っています。そこで、医師は科学的なデータを根拠に自分の行っている医療行為が正当であるか、そうでないかを判断するとしましょう。自分の行為が正しいか正しくないか、善であるか悪であるかを決めるのは科学的なデータである。これが今流行のEBMの根幹にある精神です。

医療に関するデータが不足していた時代、そしてそのデータが世界中でどこでも簡単に抽出できるようなデータベースとネットワークが存在しなかった時代には、EBMの理想はあっても、実践は到底不可能でした。本当の意味でEBMが実践的に用いられることが可能になったのはほんの最近のことです。それを可能にしたのは、インターネットでしょう。

それ以前は、神よろしく権威を持った専門家の先生が「こうすることが正しいのだ」とのたまい、善と悪とを決定していました。前世紀（ではなくて2世紀前ですね）の倫理学における善悪判断とまるで同じですね。EBMの発展と普及により、医学は明らかに一歩ステップアップしたと思います。

ではEBMがどんどん普遍的になることにより、医療の進歩のメソドロジーは発達を終え、その終焉を迎えるのでしょうか。医療知識は爆発的に増大します。しかし、その知識に対するアプローチはもう決定され、医師はEBMに熟達することによって名医になっていくのでしょうか。逆に言えば、EBMの究極の姿は、「名医など存在し得ない」世界でしょう。EBMを用いれば誰でも同じように医療行為を行えるのですから。

しかし、おそらくこれは医療行為の最終形ではないでしょう。EBMの必要性はそれを毎日実践している私がよく理解しています。けれども、ニーチェを気どるのではありませんが、EBMもまた「乗り越えられなければならない」ものであると思います。EBMを超えたところに何があるのか。これは私の現在のテーマでもあるのです。それがいったい何なのか、という答えはまだ見出せませんが、本書の端々にそのヒントが散りばめられている、そうお考えいただいても結構です。

■米国でレベルの高いのは、専門分野に長けた専門家なのか、何でもできる何でも屋なのか……という話

何もかも揃っている場所なんて、どこにもない。
村上春樹「ねじまき鳥クロニクル」より

えー、日本の話から先にしましょう。私が日本を引き合いに出す場合、これは比較の対象としてやっているわけではありません。微妙にそうではなくてですね、単に読者の皆さんの理解を助けるよう、卑近な例を引き合いに出しているだけの、話です。ましてその優劣など私の関心にはございません。

で、引き合いに出すのは日本のお医者さんたちです。皆さんは、一般論として、日本の医者は専門分野に長けた専門家だと思いますか？　それとも何でもできる何でも屋だと思いますか？

そう簡単にふたつに分けることなど不可能だ、こんな不満が聞こえてきそうです。それはごもっともなことですが、あえて無理をしてどちらかを選んでみてください。

私の想像ですが、皆さんは、日本の医者は「どちらかというと」専門指向の高い専門家集団だ、とお考えなのではないでしょうか。何でもできる能力、というのは今の日本の医者に欠けている特質でして、だからこそ、厚生労働省はスーパーローテ*12を画策しているわけです。

米国ではどうか、というと、やっぱりおんなじです。米国でも典型的には専門分野に長けた専門家集団でして、何でもできる何でも屋、というのはメジャーではありません。

米国の専門家たちのレベルは大変高く、その研究成果は世界を常にリードしています。また、米国に住む人たちもそれを利用することを求め、自分たちの受ける医療が最高レベルであることを強く強く求めます。

国民の志向、嗜好がその国の医療の姿を決定します。

ある日のこと、ある医師にコンサルトされ、一人の患者さんを診ました。74歳の女性で皮膚に発疹があるというのです。行ってみたら典型的な帯状疱疹、俗にいう「胴巻き」で、珍しくも何ともない病気です。楽勝楽勝と思ってカルテに記入をしようとすると、ふと主治医の治療方針が目にとまりました。

皮膚発疹。感染症科コンサルト、および皮膚科コンサルト
腹痛。消化器科コンサルト
貧血。血液内科コンサルト

---

*12 superrotationの略。米国では一般に研修医は内科なら内科の中で、消化器内科、心臓内科、病棟、外来といったように次々と新しい部位を普通1ヶ月おきにローテーとしていく。厚生労働省の案はそうではなく、内科や外科など別の専門分野をまたがってローテートしていく。これをスーパーローテートするという。そもそも米国では一般的でない方法なので、この単語を使っているのを筆者は聞いたことがないが、和製英語であるかどうかは、知らない)

うつ病。精神科コンサルト
慢性咳。呼吸器科コンサルト
云々。

これが「治療方針」かと苦笑しましたが、こういう医師は珍しくはありません。

患者さんがあまりに多くのコンサルト医に診てもらったので、「で、あたしの医者はいったい誰なの？」と途方にくれたくらいです。

専門家が豊富→ちょっと解らないことはすぐコンサルトできる→自分で調べなくてよいから楽→ますます主治医のレベルが下がる→最初に戻る、という見事な悪循環ができています。

これがインドやエジプト、フィリピンの医師ならどうでしょう。貧しい国では専門家を大量に養成することができません。患者さんのほうもたくさんの医師に診てもらうだけの経済的余裕を持ちません。内科小児科はもちろん、簡単な外科手術や分娩くらいは朝飯前のスーパープライマリケア医はごろごろしています。ニューヨーク市でプライマリケア医が分娩をできるか、というと、確かにできます。しかし、年間数例、多くて10例くらいしか子供を取り上げない医者と、年に200かそれ以上の子を取り上げる産婦人科医と、どちらがいいか、と聞かれたら、ニューヨーカーは十中八九後者を選ぶでしょう。

「貧しい」インドやエジプトの例を挙げましたが、実は、同じ北米でもカナダ、ほとんどの西ヨーロッパ、オーストラリアといった皆さんにもなじみの深い先進国でも事情は同じでして、こういった国でも何でもできる医者（たとえば英国では一般医、general practitioner、GPと呼ばれていますが）のほうが多数派を占めています。国民も、そういう医者にかかるのが当たり前だと思っています。

同じ先進国でも、米国ではこのようなわけにはいきません。

それに米国では、何かあったら、訴えられてしまいます。他の国でも医療訴訟はありますが、米国のそれは桁が違うわけです。

この訴訟、というファクターが何でも屋、ときにプライマリケア医とか、家庭医とか呼ばれるケースもありますが、彼らのレベルを下げる上で大きな役割を果たしています。「まあたいしたことないと思うけどとりあえず感染症科医のコメントが欲しい」「患者はよくなっているんだけど、一筆カルテに書いて欲しい」という責任回避のコンサルトも多々受けます。

さて、医師はリスク回避のスペシャリストである、というのが私の持論です。患者さんの持つ、あるいは可能性として持ちうるリスクを察知し、回避するのが医師の仕事だからです。その分責任を伴いますが、責任を伴うからこそその判断力にも磨きがかかるのです。「いざとなって患者が悪くなってもまあコンサルトよんどいたから訴えられても大丈夫だ」みたいなことをやっていたらこの判断能力は確実に落ちます。テレビゲームのF1レースの名人がいきなりサーキットに出ても優勝できないのと一緒です。常に事故の危機に直面している実際のレースでは単なるハンドルさばき以上のものが要求されるからでしょう。

したがって、米国の「何でも屋」のレベルが低いのは、むしろ必然というべきでしょう。非常に優秀な例外がいるのは認めるにやぶさかではありませんが、全体像はこうした社会的な要素で決定されることが多いのです。

実は、このことは当の米国でも問題視されてきました。専門医ばかりで何でも診ることができる医者がいない。ある分野の病気にはやたら詳しいけれど、当たり前の病気が診ることができない。そのため医療費はうなぎのぼり、何とかせねば、と考えたわけです。

そのため90年代初頭に、プライマリケアをもっと充実させよう、何でもできる医者を増やそう、という動きがありました。専門家が牛耳る医療はレベルは高いのですが、コストがかかります。豊かな米国も医療費はパンク寸前。安価なプライマリケアに医療をシフトさせればコスト削減につながると思われたのです。プライマリケア医を通さないといきなり専門家は診てはいけない、というマネジドケアのルールも確立しました。プライマリケア医をフィルターに通せば専門医が診る患者数が減り、医療費が下がると期待されたのです。米国政府は、プライマリケア医にこのような門番、ゲートキーパーの役割を期待したのです。

ところが、プライマリケア医は専門家に取って代わるほどのレベルの高さを発揮できませんでした。

心不全や高血圧、感染症などの治療方法は専門家に比べるとプライマリケア医は圧倒的に劣っていることが数々の研究で明らかになったのです。高血圧なんて、誰にでも治療できる、とお思いになるかもしれませんが、なかなか治療薬の選択は複雑です。血圧がきちんと下げられている患者は全体の半分にも足りません。本来、患者さんを長年知っており、ライフスタイルを充分把握し、といった理想的な家庭医ならば生活習慣への介入などでこのような病気の治療も専門家と同等かそれ以上にできるかもしれません。しかし、米国の人たちはよく引っ越します。また、医師たちもさらなる「高いポジション」を求めてよく病院やプラクティスの場を変えます。病院や診療の場をどんどん変えていくのは、優秀な医師がキャリアパスを駆け上がっていくうえで必要な過程ですが、これでは患者さんに長期にわたるケアを継続して行うことはできません。リウマチの専門家などが病院を変わると、患者さんは何百マイルの遠路も苦にせずその医師を求めて通院し続ける場合もあります。でも、家庭医の場合は、「おらが街」に住んでいてこその家庭医です。数年でころころ主治医が変わるような環境では、最新の文献や学会発表に通じた専門家にはかなうわけがありません。

では、米国政府がもくろんだように、プライマリケア医は医療費を下げる、という役割は果たすことができたでしょうか。

実はそれもうまくいきませんでした。プライマリケア医はフィルターとしても機能していないことが最近の研究で明らかにされたのです。プライマリケア医がいてもいなくても、専門医に紹介する数に変化がなかったのです。ちょっと問題があるとすぐコンサルトに電話してお仕舞い。患者さんを診ているよりも、電話をかけている時間のほうが長い、「電話番」のようなふがいないプライマリケア医があまりに多いため、結局普通の病気も専門家にたらいまわしにされています。専門医が診る患者数を減らす、「門番」の役は果たせなかったのです。

このように、90年代後半から21世紀にかけて、米国の医療は再び専門医中心のそれに戻ってしまいました。世界のほとんどの国が、プライマリケアを主役にして医療を行っているのに比べると、米国の医師の役割分担は大変特殊です。ただ、日本の医者も実は似たような傾向がありますから、日本の側から見ると、そのバランスのいびつさに気がつかないのですね。

それに、もうひとつ。日本の側から見た米国医療に対する誤解のもとがあります。それは初期医療研修です。

誤解されている方も多いのですが、米国医療の研修は、現在日本の厚生労働省が目指しているような、スーパーローテではありません。つまり、内科なら内科、外科なら外科だけを回る、そういう研修を経る医師が多数派で、ごく一部の医師たちが、小児科や産婦人科などを全部研修するわけです。したがって、米国の内科医は子供を診ることが許されていませんし、また、診る能力もありません。私は日本にいたとき、いわゆるスーパーローテのトレーニングを受けたので、この簡単な事実に気がつくのは、あまりに容易でした。

ところが、日本の大学病院というのは、さらに狭く攻めるわけです。心臓内科の医局に入ると、心臓のことばかりやっているわけですね。これでしばらくすると外の病院に出され、みようみまねで他の領域も勉強する、というわけです。

こういう日本の大学病院に幻滅して、米国の病院で研修を始めた日本人医師はびっくり仰天します。なんと、米国の医師は消化器も診れるし心臓も診る。おまけに感染症科や腫瘍内科なんてものもあって、これらをすべてローテートしていくではないか！

だから、米国の医者は「何でも診れる」。そう考えるわけです。無理もない話です。

たしかに、全科とは言わないまでも、米国の医者は初期研修で自分の科についてはあらかた修行をします。何でも診ることができる、というのもあながち嘘ではありません。

その時点では。

しかし、そもそも初期研修というのは、「その」研修そのものが目的なわけではありません。研修は長い長い診療活動のための、あくまで第一歩に過ぎません。もし、米国の医者が本当に「何でも診ることができる」のであれば、この初期研修が充分活かされ、10年たっても20年たっても「何でも診ることができる」のでなくてはならないのです。

悲しいかな、人間というのは使わない能力はどんどん落ちていきます。プロスポーツ選手だってそうですね。かつて学生時代は4番でピッチャー、何でもできるオールラウンドプレイヤーだった、としても、プロに入ってバッター専門、守備は外野を任されてしまったとしたらどうでしょう。何年もたったら、この選手はとてもマウンドに立って投げることはできないはずです。使っていない能力は悲しくもどんどん落ちてしまいます。そりゃ、地域の草野球なんかではまだまだいけるかもしれませんが、プロとしては、だめです。Disuse atrophy*13をおこすわけです。まあ何年もブランクがあって、がっと戻ってこられるなんて、マイケル・ジョーダンのような天才中の天才にだけできる神業でしょう。

たとえ3年間（内科の場合）「何でも診る」仕事をしていたとしても、その後各専門分野に分かれてしまえば、もう立派な専門家です。あとはその人個々の努力しだいでして、研修時代に培った内科の知識をずっとブラッシュアップして使い続ける偉い人も確かにいます。私が最も尊敬する医師の一人も、心臓内科の専門医ですが、他の科のことも本当に何でも知っていて、「歩くハリソン」*14の異名をとっていました。

---

*13 もともとは入院療養などで使っていない筋肉が萎縮していくこと。ここでは比喩的に使っていない能力はどんどん落ちていくことを意味している。

*14 Harrison's Principles of Internal Medicineという内科の教科書のこと。医師は普通、略して単に「ハリソン」と呼ぶ。内科のバイブル的な教科書で、広範な内容が網羅されている分厚い本。

が、彼は例外的に優秀で、例外は例外に過ぎません。それを言ったら日本にだって例外はあふれています。

米国で普通、心臓内科の専門医になってしまえば、心臓以外のマネジメントにはもう全然手を出しません。心臓内科を他のどの臓器に置き換えても、同じ話です。ほかの科の問題が生じればすぐ専門のコンサルトを呼べばいいだけの話ですから。そうこう何年もたつうちに、他の科に対する知識も消えうせてしまいます。

私も感染症を専門にしているうちに、内科研修時代に培った知識や技術を大分失ってしまいました。胸痛や、消化管出血なんて目をつむってでもマネジできていたのに、今ではそんなに自信がありません。あと数年こんな生活をしていたら、いずれは他の専門医たちと同様になってしまうことは間違いないように思えます。

これも、真実の一面です。

確かに、プライマリケアや家庭医学の「学問」や、「理念」はよく整理されており、その道で評判の高い大学や教育病院のプログラムも、大変よくできていると評価が高いようです。業界（？）のトップにいる人たちも世界をリードしている賢人たちばかりです。また、私自身、個人的に優秀な家庭医やプライマリケア医から学ぶことがよくあることは、ここではっきり明らかにしておきましょう。

が、プライマリケア医や家庭医が本来活躍すべき舞台は、地域であり、大学や教育病院の中ではありません。問題は在野でどのくらいレベルの高い診療が実際に行われているか、です。モデル住宅のような大学や教育病院の研修レベルや研究レベルが如何に高くとも、それは医師全体のホンの一部、ほんの一表層に過ぎないのです。

では、米国全体に目を通して見ましょう。家庭医研修プログラムのポジションは1998年には3,293人のオファーがありました。このうち、実際に研修医が就任して、ポジションが埋まった数が2,814人です。これが2002年になると、オファーされたポジションが2,962人、実際に埋まったポジションが2,342人となりました。この5年間で、400人以上の減少です。一方、内科専門の研修医は、1998年には4,433人が研修医になりましたが、2002年には4,395人でした。わずか38人の減です。外科はちょうど1,000人から981人と19人の減。この間、麻酔科は246から375人に増え、皮膚科は27人から35人に増え、形成外科は47から77に増えています。内科研修医が研修医全体に占める割合が22.6％。これは1998年とまったく変わりありません。が、この間家庭医の占める割合は、15.3％から14.4％と相対的にも家庭医を目指す研修医の減少が目立ちます。これらの資料はマッチング*[15]を牛耳っているNational Resident Matching Program、NRMPのホームページで見ることができます（http://www.nrmp.org）。また、欧州の国の多くが、医師の大半が卒後なんでもみる医者、例えば英国のGPのような医師になるのに対して、米国ではそれに当たる家庭医を志す医学生は15％弱しかいないことが分かります。

したがって、米国において家庭医学というのはもともと少数派であり、また最近人気を失いつつある専門課程であることも分か

*[15] Matching。米国でトレーニングを受けている医師がとっている特殊な研修先決定方法。研修先施設は自分の採用したい研修医を上から順番にランク付けし、同様に研修医は自分の研修したい施設を上から順番にランクする。このランクはコンピューターにかけられ、マッチデーと呼ばれる日にいっせいに相思相愛の研修先が決定するという仕組みである。誰にも相手にされなかった研修医や、研修施設は新たに就職活動をやり直し、ポストマッチスクランブルと呼ばれる電話攻勢をかけ、そうこうしているうちに全米の研修先が決定される。全くポジションの取れない不幸も、当然ある。

るのです。このことは米国医療全体の雰囲気を反映しているわけです。一人一人の家庭医のレベルの低下、とは関係ないとは思いますが。

逆に人気のあるのが皮膚科や眼科といった専門分野です。これらの科目は、とても競争率が高く、相当優秀な医学生でないとプログラムに入れません。

大雑把に言うと、米国で最も難しいプログラムがこのような、日本で「マイナー」といわれる科目です。皮膚科、眼科、耳鼻科など。同等に難しいのが一般外科や特殊なその他の外科系科目。内科や小児科の難易度はまあまあで、昔はとても人気のあった病理学は最近人気を落とし、外国人が入りやすい科目になっています。米国では常に競争競争でなんにでも序列をつけますが、科目においてもランクのようなものが自然にできてきます。まあみんな大きな声では言いませんが、皮膚科医は内科医よりもワンランク高い、と医者間では思われていますし、内科医の中でも心臓内科は感染症科医よりもちょっとランクが上、という雰囲気がそこはかとなく、あります。給料も見事にそれを反映しています。家庭医というのは、ポジションを取るのにそれほど難儀な科目ではありません。給料も多くの専門医に比べてやや落ちる傾向にあります。むろん、家庭医の仕事の内容が専門医のそれに劣る、ということは全然ないのですが、少なくとも私はそうは思わないのですが、医療の市場ではそのような評定がついているわけです。米国の医療はマーケット主導ですから、医療のレベルやランクも金銭で比較的分かりやすく序列化できます。

皮膚科や眼科の研修プログラムは内科研修を1年間行い（これをプレリミナリーといいます）、その後は各専門課程の研修に入ります。スーパーローテといわれる多くの科を回る研修システムは家庭医学など限られた分野だけで、米国ではむしろ少数派に属します。

では、なぜ医学生は一般医家ではなく、専門家になりたがるのでしょうか。

ひとつは安定したマーケットにあります。充分なポスト、高い給料。このような要素を米国人の医学生は重んじます。インタビューのときにも給料や休暇といった待遇について米国人はきちんと議論し、後腐れがないようにします（もっともあからさまに金の話をするのはさすがにはばかられますが）。専門家のほうが一般医家よりも給料が高いのは公然たる事実です。例えば、内分泌の専門家の給料は平均年収が20万ドルなのに対し、プライマリケア医は平均12万ドルで、はっきり差がついています。

また、研修内容の差も大きな要素であるようです。内科、家庭医学、小児科、一般外科の研修は一般的にとても厳しく、頻回な当直とたくさんの入院患者の管理で忙殺されます。専門課程でも忙しい科は多いですが（心臓内科や脳外科医など）、リハビリやスポーツ医学、病理学、といった科は当直もほとんどなく、研修医の労働時間も週30時間くらい少ないようです。かつては米国の研修医といえば非人間的な研修内容が当たり前で、この厳しい試練を乗り越えてはじめて一人前の医師になる、といったいささか体育会系の信条がありました。研修医たちも「俺たちこんなに寝てない」「飯を食う暇もない」といった厳しい環境に耐える自分の姿に酔い、これを乗り越えることで自信をつけていったのです。

しかし、最近の研修医は自分に酔ったりしません。根性よりもクールさが身上です。自然、個人の生活の質も大事にする傾向ができ、多忙な科は敬遠されがちです。いわゆるマイナーに進むものが増える一方、内科、小児科、一般外科などに進む研修医の数が横ばいかちょっと下がり目な理由のひとつはそんなところにもあるでしょう。

一般医家の給料を上げたり労働時間を減らす、といった対策案がすでに各学会から出されていますが、前途は多難なようです。何よりも米国民の志向（嗜好）そのものから変わっていかないと、この専門家優位には歯止めがかからぬように思われます。

COFFEE TIME

患者が医師に望むこと

外来に患者さんがやってきました。45歳の女性です。生来健康で特に持病もありません。家族に病気の人もいません。2年前にコレステロールをチェックしたときは正常値内でした。「特にこれという問題はないんですけど、年にいっぺんの定期検診を受けたいんですよ、先生」と言ってやってきたのです。

医師は、「分かりました」といって、おもむろにチェックリストを取り出し、これに必要な項目を埋めていきます。

タバコは吸いますか？　お酒はどうですか？　うつな気分になっていませんか？　HIV感染の危険はありませんか？　看護師さんが血圧と体重を量ります。ちょっと太り気味ですがこれといって問題はありません。医師は女性の胸部と婦人科検診をします。乳癌や婦人科の疾患を調べるためです。

医師は、患者さんにに少々体重を減らすよう言い、シートベルトをしめること、きちんとカルシウムを摂ること、歯医者に定期的に診てもらうことをアドバイスします。もし子宮頸癌のスクリーニングが陽性に出ない限り、3年間は外来に来なくても大丈夫ですよ。質問はありませんか。ああ、そうですか。では、さようなら。

上に挙げたのが、米国のガイドラインが科学的なデータに則って勧める外来のやり方です。すべては科学的、合理的に進められ、このような外来を行っていれば患者さんの健康を保持するのに支障はないと考えられます。聴診器を使って胸の音を聞くことすら、ガイドラインは勧めてはいません。科学的データがルーチンの聴診の使用を正当化しないからです。

しかし、です。

患者さんはガイドラインのことなぞ知りません。聴診器も使われない。尿や血液の検査もない。毎年ちゃんとお医者さんに診てほしいのに、3年おきでも問題ない、とすげなく断られる。調査によるとほとんどの患者さんはガイドラインに則った医療のやり方には不満です。

科学的に証明された方法だけ取っていれば、医師は患者さんへの責任を果たしたことになるのでしょうか。不満をもった患者さんは医師への信頼を充分に持っていないかもしれません。不測の事態にも即座に医師に相談するような人間関係が作れないかもしれません。なにしろ問題がなければ3年に1回会えばいい、と言われてしまうのですから。ほんのちょっとした、しかし診断には極めて有用な患者さんの訴えも、医師が信頼を充分に勝ち得ていなければ聞き取れない恐れもあります。このような長期的な視野からの外来のあり方を、ガイドラインは口を閉ざして語ることがありません。

5．こんな医者もいる、米国医師といっても千差万別：グローバルスタンダードは掛け声だけ

■絶対に太らない方法教えます！?

ダイエットに興味、ありますか？

女性週刊誌を読むと大体半分の頁はダイエット特集に割いていますね。そんな何千とあるダイエット法の中で、米国でもっとも有名なのが「アトキンス・ダイエット」です。皆さんの中にも知っている人（あるいは実践したことある人）いますか？

ロバート・アトキンスは30年も前の1972年にこのダイエット法を発表した医師です。彼の書いた数々のダイエット本はいずれもベストセラー、米国でもっとも有名な医師になりました。
が、医師の間では彼は「いんちき医者」として知られていました。

売れるダイエット法の秘訣は、1．食べるな、運動しろ、という「それができれば苦労はしない」ことは言わない。2．常に逆説的なあっと驚く内容である、です。アトキンス・ダイエットはこの両者を備えていました。

アトキンス・ダイエットとはこんな感じです。「肉、卵、バター。たんぱく質や脂肪はいくらとってもかまわない。米、パン、パスタなどの炭水化物を摂らないように。そうすれば必ずやせます」

私も1回このアトキンス・ダイエットを行っていた患者さんを入院させたことがあります。脂肪やタンパクばかりを取って体に尿素がたまり、体調を崩したり脱水をして確かに体重は減っていました（けれども入院を強いられました）。私もアトキンス・ダイエットをインチキだと考えた医師の一人でした。

一方、巷にはなんとたくさんの「ローファット」ダイエットがあふれていることでしょう。牛乳、チーズ、肉、魚、なんとたくさんの食品に「ローファット」というレッテルがはられていることでしょう。いまや脂肪分は体の敵、というのは常識です。アトキンス・ダイエットは、その常識に真っ向から対峙したのでした。医師にそっぽを向かれるのも無理はありません。

しかし、脂肪分の低い食品は本当に体にいいのでしょうか。

米国でも日本でも、栄養学は科学とドグマが混在しています。「1日○○品食べましょう」とか「栄養は炭水化物中心に」といった今まで使われてきたスローガンには必ずしも科学的裏づけがあるわけではありません。栄養学の権威が「これがよい」と信じて提唱してきた一種のプロパガンダといえなくもありません。

なにしろ、食べ物の研究は難しい。たくさんの被験者を採用して食事の内容と肥満について調べる、という研究を考えてみてください。

正確に食べ物の成分を決定した実験食だと、よりよいデータが出ます。が、おそらく多くの人は実験食だけで何年も過ごすことに耐えられないでしょう。ストレスがたまり、日常生活にも変化がおき、食べ物以外の要素が肥満に影響を与えるかもしれません。逆に、比較的自由に食事を取らせた場合、今度はデータの正確性が犠牲になります。動物実験のデータは必ずしも人間に応用できるというわけでもありません。栄養学の実験のクオリティーは比較的低くなりがちです。

その結果、現在の栄養学が推奨する食事の摂りかたは、純粋に科学的な根拠によるもの、というよりは各界の権威によるフィロソフィー、哲学とでも信念とでもいうのでしょうか、に依存しがちだといいます。アトキンス・ダイエットをあざ笑う人は多いが、それに反駁するに充分なデータは実は、ない。

食事の学問の未熟は、未だに何千という○○ダイエット法という記事が週刊誌を騒がし続けている事実、確実に効果が確認されているダイエット法が皆無、といってもよい現状が証明しています。

米国人の脂肪分摂取は80年代から少しずつ減り続けているのだそうです。それにもかかわらず、米国では肥満や糖尿病は増える一方、由々しき問題になっています。本当に、本当に脂肪分の摂取を減らすのは体にいいのでしょうか。

アトキンスをあざ笑った医師たちは最近になってこれまでの定説に首をかしげるようになって来ました。

脂肪分の多いファーストフードと運動のない暮らし、このふたつが米国の肥満増加に寄与しているといわれています。一見すると理にかなった説明です。しかし、ファーストフードの消費は

80年代以降頭打ちです。最近はファーストフードの王様、マクドナルドも収益が減り、店舗を減らすことを検討し始めています。

肥満はその後もどんどん増えていったというのに。同様のことは運動にも言え、90年代を通して米国人の運動量はそんなに変わっていないのだそうです。肥満はそれでも増え続ける。

そもそも、炭水化物などの穀物を摂取する文化が定着したのは人類の農業化が始まってからのことです。それまでは人類は動物を取り、植物を摘んで口に運んでいましたが、パンや米は主食ではありませんでした。そうなったのは、ほんの1万年前のことです。

1825年、フランスの食生理学の大書、「味覚の生理学」で、著者のサバランは、パンや米、ジャガイモを摂り過ぎると太る、と現在とはまったく逆の説を唱えています。そして、現在でもこの説を覆す「科学的データは」存在しません。

大家サバランの勧めに従い、19世紀終わりから、20世紀の後半まで、米国民は、「蛋白を取ることはよいことだ」と蛋白と脂肪分たっぷりの栄養食を奨励され続けてきました。古い映画を見ると、馬鹿でかいステーキとかバターたっぷりのパンケーキとか、みんな食べるわ食べるわ、イヤー昔の米国人って本当に食べていたんだなあ、と感じてしまいます。

が、方向転換は思わぬところからやってきました。1977年のことです。米国上院委員会は「米国食生活の目標」という報告書を著しました。ここで「米国人は脂肪の摂取を減らすべきである」という勧告がはじめてなされたのです。それを裏付けるデータはありませんでしたが、肥満とともに高血圧や糖尿病が深刻な問題となってきたこと、肥満と脂肪は密接に関係があるらしいということが古くからいわれてきた（どちらも英語ではFATといいますね！）こと、このような理由があって、政治が食生活の方針を決定した、といえましょう。

その後、脂肪の摂取と肥満との関連を証明するために、米国の研究機関、NIHは何億ドルという研究費を費やしました。が、このような結論は科学的に導き出すことができなかったのです。しかし、NIHは別のデータを手に入れました。

コレステロールの高い人にコレステロールを低くする薬を与えると、心臓の病気で死ぬ確率が低くなることを発見したのです。これはこれでエポックメイキングな発見でした。

さて、NIHは考えました。コレステロールを低くする薬で心臓病が抑えられるのなら、コレステロールの少ない食事でも人間は健康になるに違いない。「だから」コレステロールの、つまりは脂肪の少ない食事を取れば、人間は健康になる、さらには体重も減るかもしれない、とこういう三段論法（？）です。

無論、論理に飛躍がある、と批判した科学者もいましたが、黙殺されました。

意外というか、やはりというか。米国社会は権威に弱い。NIHやCDCといった大御所の勧告にはすぐ飛びつきます。根拠があるにせよ、ないにせよ、です。

1980年代のNIHの発表を聞いて食産業が飛びつきました。「低脂肪」食品ブームの始まりです。米国の食料品店に行ってみてください。あるわあるわ、低脂肪牛乳、低脂肪アイスクリーム、低脂肪肉、低脂肪ポテトチップス、云々。これだけでいまや一大産業ができ上がっています。ダイエット産業もまたしかり。

テレビでも雑誌でも「低脂肪食はいい食事」の大キャンペーンが展開されました。メディアの宣伝に乗せられやすいのも、米国社会の大きな特徴です。

ところがところが、最近は科学の面からも、この「低脂肪食はいい食事」のドグマに反旗をひるがえす者が現れだしました。

炭水化物をたくさん取ると、逆に体重が増える人も結構いるんですよ、というのは肥満の研究で有名なジョスリン・糖尿病センター所長のマラトス・フライヤーです。ハーヴァード大学内にあるこの研究所では現在、肥満の「常識」が覆されるかもしれない大きな研究に着手しています。

1gの脂肪分は9キロカロリーありますが、1gの炭水化物は4キロカロリーしか含んでいません。栄養学の常識です。「ここから」脂肪ではなく、炭水化物を摂取すればやせる、という三段論法(!?)が成り立ちます。

しかし、70年代以来米国人の脂肪摂取量は減りましたが、炭水化物の摂取は年間60ポンドも増えました。おまけに、小麦粉によくつく糖分（主にコーンシロップ、つまり果糖）の消費も同時に増えました。皮肉なことに、米国人の総カロリー摂取は以前に比べて400カロリーも多いのです。

じゃ、太るのは当たり前だ。というのは簡単です。総カロリー摂取量が増えれば、太る。当たり前の理屈ですね。しかし問題は、どうして総カロリー摂取量が増えたのか、です。さて、この謎解きはといいますと……

■アトキンスの逆襲

ここで登場するのがインスリンです。大昔に糖尿病との関係で発見されたこのインスリンですが、近年その機能について研究が進んでいます。

炭水化物はインスリンの分泌を促します。

炭水化物の一部は人間が生きていくのに必要なエネルギーとして燃えてしまいます。残りはインスリンの作用で体に貯まります。いわゆる脂肪になるわけです。インスリンの量が多ければ多いほど、脂肪の蓄積が大きくなります。

最近日本では「低インスリンダイエット」というのがはやっているそうですね。この詳細は知りませんが、体のインスリンが低ければ脂肪がたまりにくい、というのは正しいようなのです。これが極端になったのがタイプ1の糖尿病、という病気ですね。この糖尿病ではインスリンがまったく作られないので、患者さんは脂肪が落ち、脱水も伴ってがりがりに痩せてしまいます（治療しなければ）。

インスリンが高い状態が続いたり、重度の肥満でいるとインスリンを体が受け付けなくなります。インスリンが出ているのに体が反応しない、「インスリン耐性」といわれます。血液の糖分が高いとインスリンがそれを低くしますが、インスリン耐性がひどくなるとインスリンをがんがん出しても血液の糖分は下がりません。これが、タイプ2の糖尿病といわれる状態です。タイプ2の糖尿病は肥満の人や、インスリン耐性の人がなりやすいのですが、「その原因」はまだよく分かっていません。炭水化物の摂取が糖尿病の発症を促すのでしょうか。未だに分かっていない、大きな命題、といえましょう。

人間の体とはうまくできたもので、インスリンは肥満を増やすばかりではありません。インスリンは脳にも作用する。あまりインスリンが高い状態が続くと、脳にこう命令するのです。「食べすぎだ、食欲を落としなさい」と。

かくして、脳の中では満腹感が高まり、インスリンの高い人の食事の量は減ります。肥満気味だった体重もいつしか元に戻る、というわけです。人間は自分の体重というのをもっていて、それ以上に極端に高くしたり低くしたりしても、いつかは元に戻してしまう、フィードバックメカニズムを持っています。ダイエットをがんばっても「リバウンド」してしまうのも、そのためです。

インスリンは脳に食事の量を抑えることで、肥満が行き過ぎないよううまくブレーキをかけています。ところが過ぎたるは及ばざるが如し、あまりにインスリンが高い状態が続くと、脳がそれに反応しなくなります。狼少年の警告よろしく、いくらインスリンが「食事の量を減らせ、減らせ」といっても脳が無視するようになるのです。

かくしてインスリンは高まり、脂肪の蓄積は増え、食事の量も減らないという悪循環が生じます。ワシントン大学の専門家、マイケル・シュワルツの持論です。

炭水化物の消費は別のところでも増えています。糖分です。糖分はどのように消費されるのでしょうか。そう、コカコーラなどの炭酸飲料ですね。炭酸飲料に大量に入っている糖分。

80年代、米国は空前のコカコーラ・ブームがおき、誰もがコークを飲む時代になりました。え、ダイエットコークには砂糖入っていないですって？　そのとおりですが、ダイエットコークなどの糖分フリーの炭酸飲料は全体の25％ほどしかシェアを占めていないのだそうです。ダイエットコークではあまりおいしくないのだそうで、レギュラーのほうが圧倒的にシェアが大きいのです。

肥満の研究は米国がダントツで世界一のレベルの高さを誇っています。肥満の内分泌学的、遺伝学的、生理学的研究もものすごいスピードで進歩してきました。逆に肥満に最も苦しんでいるのも米国でして、その太り方は尋常ではありません。日本のお嬢さんが「ちょっと太っちゃってぇ」というのとは全然違うのです。病院では太りすぎてベッドから起き上がれない、CTスキャンに入れない、という重度の肥満の患者さんがよく入院してきます。肥満がひどくなるとさまざまな病気が起きる可能性が高くなり、よく入院してくるのです。最近ではこういう患者さんの胃を意図的に切除することで体重を減らす、という試みもなされています。

ロバート・アトキンスは71歳、コーネル大学を卒業した心臓内科医の彼は、1963年以来独自のダイエット法を考案し、まもなく実用化。彼の外来は心臓ではなく、ダイエットを対象とするようになりました。これが先に述べたアトキンス・ダイエットです。

アトキンス・ダイエットは明らかに現在医学会が推奨するものからはかけ離れています。脂肪やタンパクはいくらとってもいい。炭水化物を抑えなさい。というのは現在の医学の常識からはかけ離れています。よく誤解されるのですが、米国ではグローバルスタンダードが進んでいると考えられていますが、個人医療のレベルでは好き勝手に自分のやりたい医療をやってもかまいません。

患者さんが治療費を払ってくれる限り、アトキンスがたとえガイドラインや医学の主流に外れた医療を行ってもかまわないわけです。そういう医者は、米国にはたくさんいます。

30年以上アトキンスは医学会の異端児扱い、というか完全に無視されていましたが、最近の肥満学者は彼のダイエット法に注目しています。アトキンス・ダイエットは炭水化物の消費が極端に少なく、インスリン値が低くなるので肥満になりにくい、最新医学の見地からは大変理にかなっていたからです。

30年間もアトキンスをインチキ医者扱いしていた医師たちも

ようやく彼を見直しはじめています。なんとNIHも250万ドルという予算を当ててアトキンス・ダイエットを正式に研究することが決まりました。

脂肪を英語ではファットといいますが、ファットは同時に「太っている」という形容詞でもある。脂肪たっぷりのバターにソーセージ、ベーコンやステーキを見ると、これが本当に肥満に効果があるというイメージを持つのはちょっと難しいですね。しかし、医学はイメージにあらず。数年後に結果が出るであろうNIHの実験が終わるのを待ちながら、今朝は豪華な英国式朝食を楽しむとしましょう。

■UpToDate

それは1985年のことでした。

腎臓内科医のバートン・ローズはアナルズ・オブ・インターナル・メディシン誌に載った論文に注目しました。論文によると、医師は患者さんが訊く質問の3分の2については、答えを知らない、というのです。そして、もし医師がその質問の答えを知ってさえいれば、1日に医師が決定する事項の8つは違うものになっていたであろう、というのです。

つまり、医師は患者さんが期待するほど医学の知識を持っておらず、間違った知識をもって患者さんの質問に答え、薬を処方し、検査をオーダーしていることになるのです。

バートン・ローズはハーヴァード医学校の臨床教授です。同時に彼はコンピューターマニアでその分野におけるエキスパートでもありました。

コンピューターを使ってこの問題を解決してやろう、優れた臨床医でかつコンピューターの知識豊かな彼がそう考えたのは必然といってもいいでしょう。

4年後の1989年、彼はコンピューターソフト、アップトウデイト（UpToDate）を発表します。これが医療の世界を席巻するとは、当時さすがに彼自身、考えもしなかったかもしれませんが。

UpToDateはCDロムかインターネットにより使用できます。医学的な質問に簡単なキーワードを入力することで簡単に答えを得ることができます。忙しい医師にはいちいち図書館で医学論文を検索する時間はありません。それを外来の机の上にあるコンピューターを使って簡単に欲しい情報を得ることができるのです。最近の臨床治験から薬の副作用、値段、病気の治療法まで幅広い情報が簡単に手に入ります。そしてその情報は定期的に新しく更新され、最新のCDロムが送られてくるか、インターネットで最新の情報を手に入れることができるのです。少々値段が高いのが玉に瑕ですが、一度使い出すとその便利さに圧倒され、もうとても手放せなくなります。

最初はローズ医師が専門とする腎臓内科だけがカバーされていたUpToDateですが（この腎臓内科の項は本当によく書けています）、今では内科全般のみならず、プライマリケアや産婦人科、女性医学といった幅広い内容を扱っています。最近は、小児科の項が加わりました。プログラムそのものは単純で、いささか使いにくいですが、だんだんユーザーフレンドリーな環境も整いつつあります。このプログラムが他を圧倒して人気があったのは、プログラムそのものよりも、内容が充実していたからです。

プライマリケアに最適なツール、UpToDateは米国の医療のやり方を根本的に変えるのでしょうか。残念ながらこのツールはむしろ教育病院で研修医や指導医に愛されており、一般開業医における普及はまだまだ、といった感があります。本来、彼らの疑問に、そして患者さんの疑問に答える為に、ローズ医師はこのプログラムを作ったのですが。

■ライム病の治療さまざま

ライム病という名前を聞いたことがあるでしょうか。柑橘類を連想させるこの病気は日本でも報告がありますが大変稀で、一部の地域を除いて、多くの医師はお目にかからない病気でしょう。名前のもたせるイメージに反して大変恐ろしい病気です。

ライム病は米国北東部に多く見られる感染症です。その他の米国の地域や欧州でも見られますが、典型的にはニューヨーク州やコネチカット州といった地域にもっとも多く見られます。ボレリアという細菌がダニを介して人間の皮膚に感染します。その後患者さんは発熱、関節炎、皮膚の発疹などの多彩な症状を示し、ひどい時には髄膜炎､脳卒中に見られるような麻痺症状も示します。要はダニに刺されなければ起きない病気ですが、なかなか郊外でダニに刺されない、というのは至難の業です。ワクチンに効果があることは分かっていましたが､マーケティングがうまくいかず､会社が製作を打ち切ってしまいました。マーケットがエビデンスを駆逐する、米国の一例です。

さて、

最近米国では「自分は慢性ライム病だから抗生剤をくれ」という患者さんが増えています。新聞雑誌、ウェブサイトなどで聞きかじった知識で自分はライム病に相違ない、抗生剤をもらって治療してもらいたい、といって来院するのです。実際に話を聞いてみるとダニに刺されたわけでもない､病歴や症状も微妙に異なる。医師はこういいます。「これはライム病ではありませんね。○○病でしょう。」○○には多発性硬化症のような完治しにくい難病からうつ病、軟部組織の痛みを伴うファイブロマイラルジアなどの病名が入ります。

患者さんは納得がいきません。「私はこれがライム病に違いないと思う。ちゃんと雑誌に載っていた。知人に抗生剤を何ヶ月も処方してもらった人がいる。症状があっというまになくなったそうだ、云々。」

たとえ感染症でなくても抗生剤が効く（あるいは効いたように見える）ことはあります。ひとつ目はプラセボ効果。薬そのものに薬効はなくても患者さんがその薬を飲んだ安心感から痛みなどの症状が寛解するものです。イワシの頭も信心から、というやつです。ふたつ目は病気が（それがなんであれ）自然治癒したのだがその時たまたま抗生剤を飲んでいた、というもの。これは時間的に偶然が重なっただけで、たまたまよくなるときに薬ものんでいたのであたかも薬が病気をよくしたのだと考えてしまうわけです。

医師は考えます。抗生物質には一般的に多くの副作用がある。必要とあらば躊躇なく使うが必要のないときには避けるのが望ましい。ましてライム病には一般的に何週間もの長期的な治療を要する。耐性菌の出現も問題だ。無差別に抗生剤を使用していると薬の効かない耐性菌が出現しやすくなる。そのような行為は医師として認められるべきではない（たとえ患者さんがそれを欲していても)。

ついでに保険会社は考えます。6週間も抗生剤を無駄に使われてはかなわない。保険料丸損だ。ライム病でない者に抗生剤を使って効果があるという「証拠」なぞない。これを免罪符に無用な治療は保険を適用させないようにしよう。どうしても治療してほしければ、自腹を切ってやってくれ。

患者さんは考えます。「保険会社は治療を認めてくれない。医者も薬をくれようとしない。誰も私の話なんぞ聞いてくれないんだ。医者なんて信用できない。症状のせいで仕事は首になったし配偶者ともうまくいかない云々。」

近年、ライム病の権威と呼ばれる有名な医師たちは治療を「断った」という理由で嫌がらせの手紙や電子メールが殺到したり、脅迫されたり、ウェブサイト上で悪口雑言を並べられたり散々な目にあっているそうです。すでに「慢性ライム病」に長期的抗菌薬は効き目はないのですが、良心的な医師が抗菌薬の使用を断ると、逆に患者さんの怒りを買う、という皮肉な現象がおきています。

これに拍車をかけているのがインチキ医者たちで、「私のところでは点滴で6ヶ月間抗菌薬を出しますよ。ライム病の治療をしますよ」などという、科学とはまったくかけ離れた治療をします。それどころか、点滴治療のし過ぎで逆にライン*[16]から感染症を起こした患者さんもいます。

グローバルスタンダードの米国というのは幻想でして、このような医者はたくさんいます。けれども、患者さんが自腹を切ってお金を払っている限り（さすがに保険会社はこのような治療はカバーしません)、誰も文句をいえないのです。お互い了解をとっているのですから、訴えられる心配もありません。社会そのものは、耐性菌によって不利益をこうむっている可能性はありますし、上記の良心的な医師はますます肩身が狭い思いです。まじめにやればやるほど損をするのですね。

芥川龍之介の「藪の中」を例に挙げるまでもなく、物事はすべてその人の立場によって大きく異なって見えるものです。医師と患者の関係もおたがいが良心と良識をもってしてもすれ違うこともよくある話です。が、20年以上もライム病患者に尽くした献身的な医師と患者とのこの不幸な関係はどうでしょう。これは米国だからこそおきた事件でしょうか。それとも世界中どこにでも見られることなのでしょうか。

■ファイブ・ダラー・ドクター

2002年9月10日、ファイブ・ダラー・ドクターとして知られたサルバトール・アルチェック医師が亡くなりました。享年92歳。

彼のブルックリンでの臨床活動はなんと67年にもおよびました。世界記録になるかどうかは分かりませんが、とにかくすごい記録です。死の2ヶ月前まで、彼は患者さんを診続けました。

---

*16 line。患者体内につながっている管。一般には血管につながる静脈や動脈につながる管をラインと呼ぶ。ここから輸液や投薬が行われたり、時に採血もされるが、人体を感染から守っている皮膚をいわば「壊して」投薬ルートを作っているので、ここから感染が起きることがある。これをライン感染と呼ぶ。

彼の診療方針は全く変わっていました。ブルックリンはマンハッタン島の東に位置し、たくさんの人が住んでいます。富めるものあれば、貧しいものあり、大きなユダヤ人街があり、ロシア人街があり、中華街があり、ヒスパニックの界隈があり、そんな路地裏のビルの地下で、彼はひたすら患者さんを診続けました。患者さんが来ると、彼が請求するのは決まって5ドルか10ドル。患者さんに持ち合わせがないときはそれすら請求しませんでした。このような診療を続けに続けたあげく、ついたあだ名が「ファイブ・ダラー・ドクター」。

彼は自分の患者さんに寒いだろうと、自分のコートまで分け与えたこともあります。患者さんは貧しい人ばかりではありません。彼の臨床行為に感動したある富豪は、彼に診察のたびに100ドルを払うといって聞きませんでした。他の患者さんの診療の足しにしろ、というのです。富める者はたくさん払い、貧しい人はそれなりに。どちらも受ける医療の内容に変わりはありません。原始的な医療保険制度が彼の外来には成立していました。

自己中心的なので有名なニューヨーカーをかくも美しい共同体に成し遂げたのは、いったいなんだったのか。

彼の患者さんには老人もたくさんいますが、その多くはかつて彼自身が取り上げた赤ん坊でした。彼こそは、まさに本当の意味での家庭医だったのです。

地域に根付き、病院から病院へと転々と移動することなく、ひとところにとどまり続けて67年間。合掌。

■米国の「女医」さん

スーザン・ヒングルがイリノイ州で研修医を終えたのがもう4年も前のこと。彼女は野心的な性格で将来は研修医プログラムのディレクターになりたいと思っています。イリノイ大学医学校のスタッフに招かれ、前途洋洋と思われました。

しかし、既婚のヒングルさん。家庭と仕事の両立は想像以上に困難だったようです。子供を持つことも考えましたが、将来の出世に響く可能性を考えるとおいそれと思い切れません。

このような悩みを持つのは彼女ばかりではありません。多くの女性の医師たちが同じような悩みを抱えているわけです。未だに家庭には「主婦」としての見えない期待があり、家族とうまくやりながら仕事を続けるのはそう簡単ではありません。

おまけに女医は一般的にまじめです。家庭も仕事もないがしろにしたくはありません。それが例え不可能に近い困難事だとしてもです。

カリフォルニア大学ではすでに女性の医師は70年代の10％から40％へと大きく増加しました。

私の知り合いの救急医（女性）も70年代にトレーニングをしたそうですが、当時は女医は珍しい存在。女性用の当直室もなく、睡眠も着替えもすべて男性と同じ部屋でやっていたようです。研修中に妊娠でもしようものなら堕胎をするよう大真面目で勧められたというから相当なもんですね。また、そのような「男性的で」タフな女性でなければ医師としては認めてもらえなかったとか。

ところがそれも今は昔、現在は、米国の医学生の43％、研修医の37％、スタッフの27％、そして開業医の23％は女性です。この数字はこれから増えていくことでしょう。

米国では、女性であることで医師として偏見を受けることはあまりないといいます。もっとも友人の女医に言わせればそれはあくまで表向きの話で、「医者だけよ。ハゲでめがねでデブで年寄りで、そして男性なのがよりよいイメージを与える職業なんて」とかなり辛らつです。

ともかく、仕事の場ではそれほど不自由を感じない米国の女性も、家庭の責任が関わると大変つらい思いをするようです。

ビジネスなど、他の職業と医師とは、女性が働くうえで微妙に環境が異なります。医師は単に職業的な能力に長けているだけではいけません。人間的に優れ、暖かくやさしい心をもつことが必要だと考えられています。女性が家族をないがしろにし、仕事に励み、出世にまい進する、というのはいかにもイメージダウンなのだと多くの女医は認めます。

また、多くの女医は家族を仕事に優先させることは正しいことだと考えているといいます。

まじめで仕事熱心なヒングルさんはどうでしょう。彼女がもし子供を持ったら今のように仕事にはコミットできません。また、彼女は教育者として若い女性の医師に「ロールモデル」として振舞いたい意欲も持っています。子供を持ってそれが足かせになるとそのような夢も実現できなくなるかもしれません。当然、子育てをいい加減にしてしまえば、「研修医の教育はきちんとやるけれども自分の子供はまともに教育できない」とダブルスタンダードを批判されるでしょう。

米国では差別に対する監視の目が厳しいので、明らかに女性を蔑視するような発言を公に聞くことはありません。逆に「微妙な」差別行為、糾弾することも不可能なような些細な偏見が女医たちを苦しめているといいます。

看護師のオーダーの受ける態度も女性からと男性からでは微妙に異なります。例えば女性にはファースト・ネームで呼ぶのに男性には「ドクター」とつける、といったふうな。

無論これくらいのことで苦情を言ったり上司に告げ口したら「口うるさいいやな医者」だとレッテルを貼られてしまうでしょう。このような「ささやかな」差別行為は逆に始末に終えないのです。

■老兵は死なず、ただ去るのみ

年をとったときの引き際というのは難しいもののようです。スポーツ選手や映画俳優などを見ていると、彼らはその華のうちに、at his/her bestで去っていく者もいれば、年をとって体力や容姿に衰えがきても続けて表舞台で活躍し続ける人もいます。

米国で、定年制というものが確立したのは1930年代、時の大恐慌時代からだといいます。それまでは男は一生遊んで引退生活がおくれるための金をためる、それまでが現役でした。男は、といったのは当時女性が外で働くことがそれほど社会に認知されていなかったためです。そして仕事をするのは男らしさの象徴でもありました。仕事ができなくなる、というのは男らしさの喪失、いわゆる「老い」を意味したのです。

大恐慌後、失業者が増え、職場探しに苦労のなかった米国では仕事にあぶれる者が続出します。機械化が進み、仕事のスピードに加速のかかった時代に高齢者はついていけません。勢い、若者の雇用確保を狙って50～60歳のものは引退へ追い込まれます。米国における定年制の定着です。

さて、ウイリアム・オスラーという名をどこかで聞いたことのある人もいるでしょう。彼こそは19～20世紀にかけてカナダ、米国そして英国で活躍した当時最高の臨床医でした。科学的な洞察力から数々の貴重な臨床的観察を行い、彼の名を冠した医学用語は数多くあります。同時に医学に倫理、道徳を大いに適応したヒューマニストでもあります。近代医学界最大の巨人、オスラーは経済界で言えば渋沢栄一、野球界で言えば川上哲治……と言えるかどうかは知りませんが、当時の医学界の重鎮であったわけです。

その彼が55歳のとき、ときに1905年のことです。彼は自らが創設に携わったジョンズ・ホプキンス大学を去り、英国オックスフォードに招聘されることになっていました。ジョンズ・ホプキンスは前にも触れたように、現在でも米国ナンバーワンの病院にランクされています。ところが、退官のスピーチでオスラーはこんなことを言ったのです。

「55歳以上のものは皆引退すべきだ。いや、60になったらクロロホルム漬けにしたっていい」と。

後半部分は彼のジョークであったと後年述べられており、別に彼が姥捨て山やら「楢山節考」のような思想をもっていたわけではないようです。ですが、このコメントは当時の米国で大いに物議をかもしたと言います。そう、時は1905年。定年制もなく、男は男らしくあるために仕事をしている、とすら極論できた時代のことです。高齢者には若者にはない知恵がある、とか年齢が高まると責任ある仕事が増えるので、我々は不要ではないんだ、という反論が巻き起こりました。

オスラーのコメントにあれだけ反論が巻き起こったのは、男性の、社会から疎外されることへの恐怖がありました。当時、女性も外で働いていましたが、仕事を失っても茫然自失することはなく、家やコミュニティー（仕事場ではないですよ）で充分活躍できました。男は仕事を失うと、事実上男として死んでしまったのです。この辺の事情は21世紀の現在もどこかで見られる光景です。なるほど、彼のコメントはきたるべき時代を見事に予見していたといえるでしょう。

1930年代、といわなくたって21世紀の現在、ITだのグローバリゼーションだので時代の加速度についていけない中高年は、社会から見捨てられてきているのが現状です。

しかしです。彼の視点からは高齢者の知恵を人生に活かそうとか、村の長老制とか、孔子老子の思想とか、そういった概念が完全に欠落しているように私には思えました。時代は確かにオスラーの言ったその通りになったのですが、私たちは老人の前にじっくり座して話を聞き、そこから学ぶ習慣をほぼ完全になくしてしまいました。また、オスラーですら予見しなかったであろう高齢化社会を迎え、我々は何十年も「死んだように生きる」ゾンビでいることをどう受け止めればいいのでしょう。

どうもこの辺が、「充分に与えてやっていればいい」という、現在の高齢者福祉のコンセプトの問題にもなっているようにも思いますが……。

風呂敷が広がりすぎないよう、この話はこれで仕舞にいたしましょう。

■往年の、往診

皆さん、あるいは皆さんの家族で往診を受けられたことのある方はいらっしゃいますか。米国で、そして日本でも往診をしている医者の姿は町から姿を消そうとしています。私は島根県の出身ですが、そこは日本一（すなわち世界でも有数の）高齢者の多い地域で、一人暮らし、寝たきりの高齢者が多く、多くの医師が今でも往診を行っています。

米国では往診はめったに見られないものになりました。特に私のいるニューヨーク市のような都会はなおさらです。診てもらいたければ、病院に来い、という個人主義というか、そういう乾いた雰囲気がこの街には漂うわけです。

ところが少数ではありますが、米国でこの往診（英語ではハウスコールといいますが）これを復活させようという試みがなされています。

米国ではもともと末期医療や老人医療の学問が日本より整っています。ホスピスという言葉を聞いたことがあるでしょうか。米国の定義では、余命6ヶ月以内の患者さんが受ける医療で、痛みのケアから家族の安心にいたるまであらゆる方面からの医療がなされます。

ホスピスというと何か病院のような建物がある感じを受けますが、例えば訪問介護を自分の家で受けることもひとつのホスピスです。また、米国には老人医学、という専門課程があり、老人特有の問題に取り組む専門家の集団がいます。日本は一般に医療の科は臓器によって分けられます。肺なら呼吸器、胃なら消化器、といった具合に。しかし、小児科が子供を専門にする、という意味で臓器を対象にしていないのと同様、老人を専門に診るスペシャリストがいない法はないでしょう。

閑話休題、話がずれました。往診の話をしていました。

米国では今EBMが大流行です。EBMにのっとった、科学的立証のなされた医療をやろうという雰囲気ができ上がりつつあります。非科学的な医療に頼らない姿勢はすばらしいのですが、例えば往診のようなサービスはそもそも「科学的な効果」を立証するような種類のものではなく、むしろ患者さんに対するサービスをいかに向上させるか、ゴールのない試みの一環として行われるべきものでしょう。

このような数字になって効果が現れにくいものを軽視する傾向が、米国にはあります。EBMの悪解釈、というべきでしょう。

往診をすると病院で入院していたり、外来に来る患者さんからは得がたい情報をたくさん得ることができます。食事、衛生、家屋の構造。健康に欠かせない衣食住の情報が山積みです。私は学生時代実習とボランティアで高齢者のすむ家を訪問して回ったことがあります。決して効率的な方法ではなかったかもしれませんが、学ぶところは多いのです。

米国の医者もあまり知らないことですが、往診はメディケア、つまり高齢者が等しく持てる医療保険でカバーされます。老人医療は米国で専門性こそ確立されていますが医師の間では特に人気があるわけではありません。なんと言うか、(外科手術のように)病気を治すダイナミズム、のようなものが欠けているからだと想像します。老人医療のフェローシップは有名な大学でも比較的ポジションがとりやすい、といわれるゆえんです。最近、自分の履歴書をよくするため、特に老人医療に関心のないものも有名病院の老人医療フェローシップに入ってしまう、という例が続出して問題になっています。老人医療の分野はまだまだ認知もされておらず、確立したとも言いがたい、というのが現状でしょう。

老人医療が高齢者をホリスティックに診る医療とすれば往診はその最重要な要素のひとつです。往診はむしろ日本や英国など小さめの国によく根付いているプラクティスですから、むしろ日本が世界をリードする可能性を大いに秘めている、と私は考えています。

■お悔やみの手紙

かつて、米国の医師は患者さんが亡くなるとその家族にお悔やみの手紙を書いたのだそうです。ときにはその葬儀にも列席しました。

現在、そういう習慣は残っていません。そもそも米国では長いお悔やみ、長い葬儀、という習慣がだんだん廃れてきています。移動の多い米国人には家族や友人の集まることも難しくなっているのでしょう。私の同僚でも、友人や家族の結婚式のために仕事を休むものはいますが、葬儀のため、というのはまれです。現在数を増しているヒスパニック系の人たちが、わずかに古きよき時代のこの習慣を残しています。

同時に、医療従事者のほうも変わってきました。一人の医師が同じ患者を何年も診る、というのは米国ではだんだん小数になってきています。患者も医師もあちこち移動します。要求度の高い米国人が医師を変えることは珍しいことではありません。引退した後収入が減って、今までの保険会社から新しい会社に切り替える人もたくさんいます（医師は保険会社あるいはマネジドケア機構と契約しており、自分の契約していない保険を持つ患者を診ることはできません)。保険そのものを失う人もいるわけです。

専門家指向の強い米国では何か問題が生じるとすぐ専門家のコンサルトを求める習慣があります。高齢者では3つも4つも問題を抱えている人も多く、たくさんの医師にかわるがわる診てもらっている人も少なくありません。また、昨今入院期間も極端に短くなったため、一人の患者さんに主治医がしっかりついて、という習慣がなくなりました。次から次へと新しい患者が来ては退院し、来ては退院し。まるでベルトコンベアーのような状態です。日本にいたときは「○○さん」「××さん」という患者さんの名前や顔をよく覚えているのですが、米国に来てからのほうがずっと長いのに入院患者さんの顔や名前がなかなか思い出せないのも、こういうところに原因があります。医師と患者という強固な人間関係はこういった環境では育ちにくいのです。もし、患者さんが亡くなったとしても、お悔やみの手紙を書いたり、葬儀にでるという動機付けがないわけです。お亡くなりになったり退院した患者さんを「お見送りする」ということすらいたしません。そんなことをしても「時間の無駄」「非効率」だからでしょうか。

■米国の代替医療

代替医療、オルタナティブメディシンの定義ははっきりしてはいませんが、大体（べたべたなしゃれだ……）現代的西洋医療に対する「比較的マイルドな」そしてすこし主流を外れた医療を指すことが多いようです。鍼、指圧、漢方、薬草、太極拳などが具体例で、多くは東洋にルートのある医療が多い傾向にあります。

米国では、1998年から2000年までのたった2年間で、代替医療を提供する病院は2倍にもなりました。全米の病院の15.5％が現在何らかの代替医療を提供している、ということになります。その普及のスピードは驚くばかりですが、同時に大部分の病院は全く代替医療を提供していない、ということもこの数字は意味しています。中国や日本などの、代替医療の歴史の長い国はもちろん、ドイツなどの代替医療に積極的な欧州の国に比べても米国の代替医療の普及はまだまだ、というのが本当のところでしょう。

米国の半数以上の患者さんは自分の医者に利用している代替医

療のことを教えていないといいます。また、医師の半数以上は患者さんに代替医療を利用しているかどうか訊いていません。多くの医師は代替医療を「単なるインチキ」というネガティブなイメージを持って（しかし正確な知識なしに）見ていますし、患者さんもそれを薄々察して医師にそれを伝えるのをためらう、という構図ができています。

代替医療はほとんど医療保険ではカバーされていません。漢方薬をはじめとする「代替医療薬」は食品薬品管理局FDAから「医薬品」と承認されていません。しかし、この保険のきかない医療に現在米国の人は270億ドルという巨額を毎年つぎ込んでいます。このマーケットの大きさに遅まきながら病院も注目せざるをえなくなりました。最近代替医療を行う病院が急増した背景にはそのような経済的な背景がある、とうがった分析を行うこともできます。

病院で提供される医療には鍼治療、リラクセーション、ヨガなどがあり、多くは現代医療の副作用の軽減や末期の患者さんの疼痛治療に行われていることが多いようです。スタンフォードやデューク大学といった大きな大学が参入し、ニューヨークでは癌治療で有名なメモリアルスローンケタリングや私の勤務するベスイスラエルが積極的にこのような医療を行っています。

病院の多くは流行の代替医療を取り込むことによって利益を増やそうと思ったようですが、現実にはあまり収益が上がっていないようです。医療保険にカバーされていないので、裕福な患者さんしか代替医療を利用できないことが大きなネックになっています。

もっと厳しいことを言うと、米国医療界は必ずしもEBMに絶大な信用を置いているわけではなく、このような「根拠の確立していない」医療を提供するのもやぶさかではないわけです。地獄の沙汰も金次第なわけですね。さらに、このEBMというのは、米国では保険会社が医療費を切り詰め、「余計な」出費を抑えるための道具に使われている節があります。

ある病院のスポークスマンはニューヨークタイムズの記者の取材に応え、「例えばマッサージ治療は患者さんがリラックスして気分をよくするのが目的で、マッサージそのものが化学作用を起こす、とか主張するつもりはありません」。しかし、その病院の患者さん用のパンフレットにはしっかり「マッサージは体から毒素を取り除き、免疫力を高める作用があります」と書いてあり、記者を苦笑させました。

米国でブームになっている代替医療ですが、これがしっかりと医療の現場に根をおろすにはまだまだ多くの壁を乗り越えなければならないようです。

COFFEE TIME

カバの薬効

米国では不眠や不安感をなくす為にカバをのむのが流行っています。

といってもこのカバはkava、と表記される植物、いわゆるハーブです。流行のオルタナティブ・メディシン（代替医療）に使われる治療薬のひとつです。

もともとカバはポリネシア産の植物で、気持ちが落ち着くことで知られてきました。現地では伝統的に結婚式などの式典に用いられてきたのです。キャプテン・クックがポリネシアに行ったとき、現地の人たちがカバを噛み噛みしているのを見つけ、西側社会に持ち帰ったのが18世紀のことです。その薬がストレスに苦しむ現代の米国人の心を捉えました。カバ・ドリンク、カバ・カプセル剤、カバキャンディーにカバ茶、と商魂たくましく新しい商品が開発されます。カバ関連商品の売上は年間5,000万ドル以上。

ところが、です。

このカバが肝障害をおこすらしい、ということが2001年秋から分かってきました。カバを飲んでいる人たちも落ち着いていられません。中には肝移植を擁するほどの重症におちいった人すらいるほどでした。フランス、スイス、英国といった欧州各国の対応は迅速ですでにカバの販売が取りやめられています。

米国は、というと食品薬品管理局、FDAが遅ればせながら2002年の3月下旬にカバ注意報を発令しました。欧州各国の対応の迅速さに比べ、こののんびりとした反応はいったいどうしたことでしょう。

ここでFDAです。

米国の食品と薬品の認可を一手に引き受ける、農水省と厚生労働省の両者の機能を併せ持つこの機関は巨大な組織で、その巨大さに見合う権限も与えられています。

そのFDAが欧州各国に比べてカバ規制の腰が重かったのは

なぜでしょう。

答えは1994年の食品付加物健康教育法にあるようです。90年代に入って米国ではオルタナティブ・メディシンが大流行しました。多くの人がカバを薬用に用いたのですが、件の法律によるとカバは食品付加物、サプリメントであって薬ではない、という判断です。市販のカバは内容量もまちまちで薬効もFDAが求めるような臨床検査を経、その効果が確認されていない、というのがその理由でした。

食品扱いの場合、薬効証明や投与量の規制はなく、基本的に業者は自由に販売をすることができます。FDAは治療薬の認可作業に忙しく、この得体の知れないオルタナ系のハーブには注意を払う余裕がありませんでした。FDAがカバ対策に大きく遅れを取ったのはそのためです。「カバと肝障害の因果関係が証明されるまでは静観」という、まるでどこかの国の旧厚○省のようなのんびり対応を取っていたわけです。

ドイツではカバは薬品としてすでに認められ、投与量もきちんと規制されています。カバの活性物質はカバラクトン（怪獣みたいな名前だ）といいますが、この量は1日60～120ミリグラムと決められています。米国では薬扱いでないこれらのオルタナティブ・メディシンは規制もなく、好き勝手な投与量で販売されています。あるものは薬効のないほどに活性物質は少なく、あるものは危険なほどに大量に含まれている。

米国民のオルタナティブ・メディシンに対する熱狂とFDAや医師の無関心には大きなギャップがあります。医師に診てもらっている患者さんの半分はこのようなFDAに認められていないハーブを摂っていますが、ほとんどの患者さんはそのことを医師に教えていません。また、医師も患者さんに代替医療を使用しているか聞きません。医師は代替医療に無関心ですし、患者さんのほうはそのような医師のご不興を買わないか、という不安で医師に話を切り出せません。

例えば、私の患者さんでエイズのために来院している人がいます。

なかなか切り出しませんでしたが、彼女はチャイナ・タウンでさまざまな薬草を買い求めて使っているということを教えてくれました。私のほかにももう一人「薬草ドクター」というのにかかっていることも知りました。米国ではお金さえ出していれば、自由診療でなんのエビデンスもない、時に眉唾な医療もOKなのです。日本でよく聞く「スタンダードな」理想からはかけ離れていますが、これもまたひとつの現実です。

私自身、漢方医療や中医学に興味があるので、患者さんがこのような代替医療を嗜好する気分は分からないではありません。この患者さんの場合は、使用しているプロテアーゼインヒビターとの相互作用が危惧されたので、そのように説明してなんとか薬草のほうは断念してもらいました。また、その「薬草ドクター」に何か勧められたときには、私のほうにも必ず教えてくれるよう、お願いして約束してもらいました。

彼女は私の前にも、ある白人の感染症科医にかかっていたのですが、「代替医療だの、中国の医療だの、そんなのインチキだから論外だ」といわれたために、医者にはもうその話はすまい、と思っていたらしいのです。おかげでこの病歴を取るのに何ヶ月もかかりました。

ま、それはいいとして

薬効も毒性もあるハーブを野放しにしていては大変なことになる、と最近やっと国立健康研究所NIHが研究プロジェクトを発足しました。米国の医療関係者もやっとカバに注目しだしたのです。すでに、セント・ジョーンズ・ワーツという抗うつ剤のように薬効が確立しているものも出てきています。

西洋医学も昔は自然に耳を傾けて、薬草やらカビやらをこねくり回して薬を作っていたのです。ペニシリンや、ジギタリスはその好例ですね。西洋医学の東洋医学のいうのは、21世紀のこの世界、いささかナンセンスといえましょう。

中国のあの人もいっているではないですか。白いねこも、黒いねこも、ねこはねこだ……と（ねずみさえ取れば申し分ない）。

6. 米国は何を目指し、どのような医療を模索しているのか：苦悩に喘ぐ米国医療行政

■患者さんの権利

米国で患者の権利に関する法律が上院を通過しました。ブッシュ大統領はしかし議会に反対して拒否権を発動する旨の声明を発表しています。この法律、いったいどういうものなのでしょうか。

あまりに複雑で多岐にわたるこの法律は米国内部にいても理解に苦しむものでした。細かいところは省きますが、これは米国で医療保険を持っている患者の権利を増やそう、あるいは確固たるものにしようという目的でクリントン大統領が1997年に提案したのが始まりです。

4年の月日を経て、細かい点には大きな変更が行われましたが、これによって全米2億人あまりの有保険者の権利が、連邦政府の保証のもとで確たるものになるかもしれないのです（4千万人以上いる無保険者には今回の法律は全く影響しないのですが）。

この法律の中で私がもっとも大きな影響を与える、と考えているのは、患者にマネジドケア機構であるHMOを訴えることを認めた点だと思います。今までHMOは訴訟の対象外になっており、一部の州を除いては直接訴えられることはありませんでした。訴

訟社会米国では、訴えられない免罪符の所持は大変大きな意味をもっています。

もともとマネジドケアとは、医療が信頼に足るものにするために医師や病院の外部から管理するのが目的でした。が、事実上営利団体に堕してしまったHMOは本来の目的を逸して、いかにコストを下げて自分たちの収益を上げるかに汲々とするようになりました。

心ある医師がよりよい医療をしようと思っても、HMOの認可が得られないためその医療を断念する、といった本末転倒な事態が蔓延していたのです。

が、この法律が通ればHMOも訴訟の対象になり、今までのような横暴は振るえなくなるかもしれません。するとこの法律は砂漠のオアシスたる良法といえるのでしょうか。

いやいや、そう簡単に言い切るのは早計のようです。ブッシュ大統領が拒否権を発動する、と声明を発表したのもそのためです。

それに、HMOが訴訟を起こされるようになれば、勝ち負けに関わらずコストがかかります。このコストはどこから捻出されるか。ひとつの問題を解決すると、すぐに新たな問題が沸きあがってきます。

おそらく、これは医療保険料を値上げすることで賄われることになるでしょう。これでは、結局損をするのは患者さん、ということになってしまいます。それに、支払能力のない会社や個人は保険会社との契約を断念してしまうかもしれません。医療保険料は高額なので、会社によっては雇用者が被雇用者の保険料の全額あるいは一部を負担してくれているところもあります。現在、不景気の兆しが見られる米国では、企業がこのようなサービスから撤退し始めています。医療保険料がこのうえ値上げしたら（すでに値上げは始まっていますが）、企業は医療保険への負担を減らします。高い保険料の払えなくなった被雇用者は保険会社との契約をきって、無保険者になってしまうかもしれません。
HMOが訴えられるようになれば、すでに充分すぎるほどいる無保険者の、さらなる増加につながるのではないか、このような懸念が生じるわけです。
まあこのようにブッシュは懸念している（あるいは保険会社にそういってくれと頼まれている）わけです。政治の世界は一筋縄ではいかないようです。

■その、ブッシュ大統領の政策

医師という仕事は、社会科学と自然科学の融合をもっとも端的に経験できる仕事のひとつだと思います。数学・物理学に始まる自然科学の理解は医師として当然重要ですが、それが還元されるのは目の前の患者さんです。
あらゆる職業が、あるいはあらゆる人生がある側面で自然科学的であり、別の側面で社会科学的であるのでしょうが、医師くらいこのダイナミズムを肌で味わえる職業はあんまりたくさんはないのではないでしょうか。
そういう意味で私は自分の仕事をとても楽しんでいるのです。

のっけから何の話をしているんだ？　と思われた方、そろそろ本題です。
すったもんだの選挙の末、めでたく就任したブッシュ大統領は、着任直後、重大な政策転換を行いました。
クリントン前大統領が行っていた、「医療保険のないものに対する医療補助」の予算を8割以上もカットしたのです。その額およそ1億2千万ドル。

ブッシュ大統領は現在10年間かけての大減税を計画していますが、この額が総額で1兆2千万ドル、一年分でも1千億ドル以上もあるわけです。これほどの大減税をしていて、さらに比較的微々たる額の医療補助を削減する。選挙運動時の公約などどこへやら、です。

ブッシュは医療教育に費やす予算もさらに削減するようです。そして医学研究には、さらに予算をつぎ込む。米国は医学は一流医療は三流、というのが私の見方ですが、この傾向にはさらに拍車がかかりそうです。

私はもともと政治や経済の話には暗かったのです。医学部でもほとんど教えてもらうような分野ではありませんし。

ところが、医師にとって政治経済とはなんと重要で密接に関係した領域であることか！　私もこのような政治経済の話に否応なく深入りせざるを得なくなっています。

ダイナミックに変幻する米国医療に私も翻弄されっぱなしですが、これからの荒波、どう乗り越えていったらいいのでしょう。もっともその問いは、患者さん自身が自問しているのでしょうが。

■米国で殺人が減っている訳

世界一殺人の多いといわれた米国ですが、ここ10年の殺人の減少には目覚しいものがあります。1991年、米国での殺人は24,700人という数でした。これが2001年にはなんと16,000人と大幅に減少しています。もっとも、2000年の日本での殺人数は678人ですから桁違いな話ではありますが。

米国で殺人が減っているのにはいろいろな理由があるといわれ

ています。景気がずっとよかったこと、警察力の強化、刑務所の規模が拡大して凶悪犯がなかなか釈放されなくなったこと、などなど。しかし、ここに意外な原因が隠れていることが分かってきました。いったいなんでしょう。

それは救急医療の質の向上です。

たとえ凶悪犯罪が行われたとしても、医療の段階で被害者の命を助ければ、それは「殺人未遂」になり、殺人ではなくなります。当たり前の理屈ですね。どうやら、質の高い救急医療のため、これまで死に至っていた被害者が命を取り留めている、それが「殺人数」の減少につながっている、というのです。研究者によると、もし救急医療のレベルが現在ほど高くなかったら殺人数はなんと4倍弱、7万人にまで跳ね上がっていたであろう、というのですから驚きです。

この研究は殺人研究の専門誌、ホミサイドスタディーズに発表されました。

以前だったら、強盗に遭う、拳銃で撃たれる、出血する。これで殺人事件が成立していました。ところが、現在なら911のコール（米国では119ではなく911です）ですぐに救急隊員が駆けつけます。止血を行い、点滴のラインを確保し、必要ならば心マッサージを行います。こういった処置は病院ではなく、路上で行われるのです。

患者さんは救急車に乗せられます。救命救急士が病院と連絡を取り合い、医師から適切な指示を受けます。多くの患者さんが1時間以内に外傷専門センターにたどり着きます。こうなったらしめたもの、この被害者が命を取り留める可能性はきわめて高くなったといえるでしょう。

もっとも、このデータを批判するものもいます。分母が大きくなれば、分子が小さくなる。算数の基本ですね。昔だったら、傷害事件として数えられるものは本当に重症ばかりの凶悪犯罪だけでした。現在では報告される傷害事件の数はもっともっと増えています。一番増えたのは家族内の暴力、とりわけ夫が妻に暴力を振るう「ドメスティック・バイオレンス」といわれるものです。ほとんどの場合、夫が振るう暴力は致死的なものではありません（だから許される、というわけでもありません）。ドメスティック・バイオレンスの激増（あるいは報告数の激増）により、傷害事件の分母が増えます。死亡、つまり殺人の割合も自然に減ってきます。このため、見た目は救急医療で救われている命が増えているように見えますが、実際はそうでもない。こう批判する人もいるのです。

まあ、いろいろな批判はありますが、いずれにしても、迅速な救急医療体制が米国で殺人を減らしている要素になっていることは間違いのないところであるようです。

さて、ここでふと気がつくことがあります。黒人が殺人の被害者になる確率は、白人が被害者になる場合の8倍もの数だといわれています。8倍、ですよ。さて、これは単に黒人が殺人の被害に遭いやすいことだけが原因なのでしょうか。それとも、黒人に与えられる救急医療のレベルに違いがあるのでしょうか。皆さんはどう思いますか？

COFFEE TIME

過激なオレゴン再来！

オレゴン州は安楽死を認めたり、米国の中でも、進歩的というか、過激な医療を提言してきました。最近でも、米国的基準では「画期的な」国民皆保険を州で導入しようと州民投票まで行われました。さすがにこれは米国では過激すぎたと見えて、成立はしませんでしたが（他の国では、常識なんですけどね）。

いずれにしても、オレゴン。ただの田舎町ではありません。

さて、そのオレゴン。777人もの医師がマリファナを患者さんに使っています。「医療用マリファナ法」という州法に裏付けられた、合法的な投与です。

この法律ができたのは1999年といいますからまだ新しい。この法律ができて、州全体の処方量の、何と49.7％というマリファナを処方している男がいます。フィリップ・E・レベック。78歳の医師です。

彼の場合は筋金入りで、あまりに多くのマリファナを処方するものだから、州の医療委員会が正式に苦情を申し立てたほどでした。何しろ彼ときたら自分が診てもいない患者にまでマリファナを処方していたというのです。レベック先生、慢性の痛みを訴える患者に対して「不適切な」痛み止めを処方していたということで、以前に執行猶予つきの有罪判決まで受けています。

レベック先生はいいます。俺は勇気ある医者だ。他の医者が怖がって処方しないマリファナでもちゃんと処方する。けれども、マリファナを悪用しようとする患者はすべて断ってきた。何でもかんでもマリファナを与える、というイメージを俺に植付けようとするのは間違った了見である、と。

マリファナは効果的な鎮痛剤としてオランダなどヨーロッパの国では広く使われています。とはいえ、やはりダーティなイメージがあるため（もっとも米国では軽く使われており、さしずめ日本での「未成年の飲酒」程度の違法性しかありませんが）、医療用につかえる州は限られています。私のいるニューヨーク州ではマリファナは医療用には使われておりません。

痛みの治療は実に難しい。傷みは主観的なものであり、「痛み計」というものは世に存在しません。癌の疼痛治療にモルヒネを使用することはWHOの勧告などでさすがに定着してきましたが、痛み治療に対する医師の偏見、患者の悪用例は後を絶ちません。最近では経口の痛み止めである「オキシコンチン」が薬物中毒患者のマーケットで出回り、大きな問題になっています。

7．世界から見た米国医療：グローバルスタンダードを銘打っているのに誰にもまねのできない、誰も真似をしたがらない医療。日本からの視点はなんともユニークで。

■バルセロナでの事件

2002年7月、スペインはカタルニア地方のバルセロナで国際エイズ会議が開かれました。15,000人以上が参加する大規模な学会です。ここで事件は起きました。

米国厚生長官トミー・トンプソンは米国を代表して公式スピーチをはじめました。が、彼は原稿を読み終えることは叶いませんでした。聴衆からの大抗議のため、スピーチを中断せざるを得なかったのです。スピーチは聴衆からの「恥を知れ」という大合唱にかき消されてしまいました。

トンプソンはいいます。米国を恨むのは筋違いだ。ブッシュ政権は世界のエイズのための寄付金を倍増させている。アフリカやカリブ地域の母子感染を防ぐために5億ドルもの費用も費やしている。

トンプソンやブッシュに言わせれば、何で俺たちばっかり嫌われるの、とぼやきたくもなるでしょう。ちゃんと金は出しているのに。

まるでプラザ合意前の、80年代のアジアの一国の言い草を聞いているようです。これが他国にはカチンとくることにはまるで気がつかなかった、というのも当時のあの国と一緒だった、といえるかもしれません。

1996年以降、エイズは画期的な治療の転換が行われ、よい薬を飲み続ければ、相当長生きできるだろう、という見込みがあります。問題は、世界の95％、実に95％のHIV感染者はこの高価な薬を手に入れることができない、という事実です。2010年までに世界では新たに4,500万人ものHIV感染者が出るであろうといわれ、アフリカ諸国では村が次々とつぶれています。社会で活躍する若い世代が一番打撃を受けるのがエイズですから、経済的な打撃も尋常ではありません。

ことは発展途上国だけの話ではありません。現在米国でもっともエイズに苦しんでいるのが黒人です。特に黒人のゲイは患者が増え続けており、またちゃんとした診断も、治療も受けられていません。

T20という新薬がかなり効果があるということで拍手を持って迎えられたバルセロナのエイズ会議、この薬のコストは年間一人1万ドル以上だといいます

■外国で研修する米国人たち

当然のことですが、米国人、といっても彼らがすべて同じような考え方をしているわけではありません。どこの国でもそうであるように、世代間には意識の差があります。

最近、米国の医学生に、外国の医療に強い興味を示す傾向があります。毎年500人くらいの割合でその応募者は増えており、2001年には3,000人以上の医学生が国外に出て短期間の医療研修をしました。このような短期研修を「クラークシップ」と呼びます。たいていの学生がその国の医療を学び、文化を学ぶのが目的だといいます。

米国では大学の外国語学部に閑古鳥が鳴いています。外国語を学んでも仕事が得られないからだそうです。国全体はますます共和党的に内向きになり、外国には無関心なのが米国全体の特徴です。これと逆のトレンドが今の医学生の間にあるというのが面白いと思います。

行き先はヨーロッパが多いのだそうですが、南米、旧ソ連、カリブ海域の中米など様々です。インドやバングラディシュなどのアジアの国や、中東にまで出かける学生もいます。彼らはその国の医療と文化を学び、将来の糧にしたいと考えているのです。

ところが、

2001年9月11日のテロ以来、大学のほうは学生が外国でクラークシップを行うことに難色を示しだしました。安全面での懸念があるので、大学としても責任をとりかねる、というのです。

もともと米国人はテロリストや誘拐犯のターゲットナンバーワンでした。そのような生命や身体の危険にさらされるリスクは当然考慮されねばならないでしょう。

が、それとは別の問題もあります。アフガン攻撃以来の米国のやり方を快く思っている国はそう多くはありません。ごり押しで米国のやり方の正当性を認めさせたり、そうかと思うとインドが同じような振る舞いをパキスタンに示すや自制を要求するという節操のなさ。このため、医学生が外国に行ったはいいが、当地で友好的な扱いを受けないのではないか、という心情面での懸念がされるようになりました。

この懸念を学生は笑い飛ばします。「確かに国民感情には敏感にならなければならないよ。アメリカ国旗のTシャツをこれ見よがしに歩き回ったり、とかいう無神経な態度は慎むつもりさ。でも外国で医療を勉強する機会をふいにする気はないな」

クラークシップ参加希望者は減ることがありませんでした。この辺にも世代間の意識の違いが垣間見えます。

■英国の話

英国では2001年総選挙があり、現政権の労働党が圧勝しました。その時の論点はたくさんあったのですが、医療もそのひとつでした。労働党は福祉医療関係を得意とするちょっと左よりの政党ですから本来医療政策は最大野党の保守党より伝統的に得意なわけです。ところが、今回はこれが労働党のアキレス腱となりました。

英国には国民健康サービス（NHS）というのがあり、国民、いや英国に住んでいる人なら誰でも無料で基本的な医療を受けられるという医療制度を持っています。それは自由競争的な米国とは似ても似つかぬ制度であり、日本よりも更にラディカルな医療制度なのですが、サッチャー政権になるちょっと前くらいからその弊害が問題になるようになりました。官僚的で、融通が利かない、待ち時間が長いというのが最大の理由でしたが、ここへ来て別の理由でNHSは批判されるようになります。お金を「かけなすぎ」だというのです。

英国はEUに加盟してから好むと好まざるとに関わらず、大陸を大きく意識するようになりました。国民も大陸並の生活を規範と考えるようになり、政治家も「わが道を行く」では通用しなくなりました。そこへ来てNHSです。労働党政権になって医療費支出が大幅に抑えられ、その上昇率は2年間でたったの2.2%でした。日本の政治家や医療関係者が見たらそいつは結構なことだとうらやむかもしれませんが、英国民は満足しませんでした。何しろ英国は国民総生産中医療への出費が6.7%。イタリアのそれが8.4%、フランスが9.6%、ドイツが10.6%でEU平均が8.7%です（選挙当時の数字）。

もっと医療費を使え、というのが英国民の不満でした。

労働党はその不満に応え、国民に医療にもっとお金を使うことを公約しました。そのせいかどうかは知りませんが選挙にも大勝したのです。なにしろEU各国の医療レベルは高く評価されており、イタリアやフランスは各機関の医療の質ランキングで常に上位3位に入っているのですから。

日本の医療費は30兆円くらいですか。医療費は国民所得の7%ちょっとを占めます。米国の医療費はなんと総額1兆ドル以上（大雑把に、100兆円以上！）、GNPの12～14%を占めます。米国の医療費は他国を大幅に圧倒しています。

日本では新聞がマネジドケアの特集をしたり、米国流の医療費抑制策を学ぼうと各界が注目しているようですが、当の米国ではマネジドケアは失敗以外の何者でもない、と考える人が少なくありません（私もその一人です）。どうして、このような質の低いそして医療費抑制に効果のない政策に過度に注目するのか理解に苦しみます。学ぶのならば、低コストを維持しながらも質の高い医療を提供しているイタリアやフランス、そしてそれらの医療をお手本に医療改革に尽力している英国から学ぶべきではないでしょうか。

■米国の孤立、日本の片思い

私がよく指摘するのですが、米国医療に対して日本の方は非常に高い関心をもっていらっしゃいます。いや、もとい。米国医療というより、米国のすべてに日本は高い関心を抱いています。米国のやっていることは必ず日本に起こる、といわれて久しいですが、この両者はどちらかというと日本の片思いで、米国側には全然その気はない。かいがいしくも、日本の人たちは米国からはちょっとよくして貰って歓喜したり、そっぽを向かれてしょげ返ったりします。まあそれだけ日本の皆さんが米国医療に関心を持っていただいているので、私がこんな駄文を書いていても、読んでくださる方がたくさんいるわけです。私はこの傾向に感謝すべきなのでしょう。

ところが、先進国中でここまで米国に高い関心のある国というのは珍しく、これが医療の問題になると全く無関心です。米国は医学界で世界の最先端をいっていることは自他ともに認めることではありますが、いったいどうしたことでしょう。

例えば、フランスならば話は分かります。もともとフランス人は自国の文化が米国よりも優れている、という確信に満ちた優越感がありますから、いまさら学ぶ必要などない、ということになるのでしょう。マクドナルドひとつを作るにしても過激な農民に店を壊され、その農民が「フランスの大統領候補」になってしまうくらいのお国柄ですから。

英国だったらどうでしょう。英国と米国の関係は愛憎合わさった複雑な関係です。米国は大英帝国の崩壊後に世界の覇者として君臨した誇りがありますが、一方英国のほうにも長い文化を柱に米国人を低く見ることがあります。その一方アフガンやイラクに対する戦争では実に仲良く協力し合います。ビートルズは米国で大ヒットしニューヨークメッツの本拠地シェイスタジアムを満員にし､英国サッカーの聖地ウエンブリーでマドンナが下着で踊り、会場を熱狂させます。

欧州でも、日本や米国同様たくさんの医療問題があります。英国では数年前から狂牛病問題で医学研究者や行政関係者たちが批判にさらされましたし、かつてはゆりかごから墓場まで面倒を見ていたNHSという皆保険制度がサービスの低下のために批判にさらされています（この話は前にしました)。

それでも欧州医療界が米国医療を参考にしよう、という気分にならないのは両者の構造があまりに異なるからでしょう。米国はもともと専門家指向の強い医療、先端医学を発達させる医療を推し進めてきました。一方イタリアなどの欧州各国は研究よりも地域のプライマリケアの充実を優先させてきた歴史があります。医学研究に米国のジョンズ・ホプキンス大学が年間に費やす予算は、イタリア全体が年間に費やす医学研究の予算よりも多いといいます。いかに米国が研究指向、先端医療指向なのかがわかります。

私は、日本がどっちにいけ、とは言いません。それは日本の国の人たちが決めることです。厚生労働省でも日本医師会でもありません。皆さんが、どちらの方向に行きたいかを模索して、決めなくてはならないのです。

・米国も時とともに変化する

ある雑誌で精神科医の香山リカさんが先の米国大統領選挙について論じていました。あいまいな結果と混乱を残した2000年の大統領選。

彼女はこれを米国の曖昧化指向と見、従来あった白黒はっきりさせるのが米国人という見方に疑問を投げかけています。つまり、米国人はもはやはっきりすっぱりものを決めることができなくなり、選挙のように勝ち負けのはっきりしているはずの事項に対しても、あやふやな反応を示してしまう、というのです。フロリダ州を中心にゴアとブッシュがあいまいな投票でうだうだしていたのは、実は米国人の嗜好の変化を表している、そう香山さんは看破します。

私も彼女に同感です。米国人にはだんだん日本らしさ、あいまいさが出てきています。一方で日本は相変わらずの米国指向でどんどん米国に近づいている。ITでは日本はよく世界に大きく遅れをとっているといわれていますが、実際には遅れをとっているのは米国に対してだけで、世界的に見ればインターネットの普及率などの各数値指標はダントツで世界のトップレベル（正確に言うと、世界第2位）です。

どうも日本の「国際派」知識人は米国のみを指して「世界」と勘違いする悪い癖が抜けません。

現在日本では、薬価にウエイトを置く方針から診療報酬を上げることで、医療費を下げ、同時に3時間待ち3分診療と酷評された外来医療の改善を目指しています。一方米国はというと、かつては一人一人に充分な時間を割き、医師は患者の立派な相談相手だったのですが、マネジドケアの台頭でそれもままならず、大量の患者を「捌く」医療へと近づいています。外来診療における日米の等質化がここに見られます。

従来の日米比較対照論はもはや成り立ちにくいというのが私の考えです。そのために私はあえて「悪魔の味方」になって、比較論から脱却して米国を語ろうと勤めているわけです。

COFFEE TIME

仁義なきビジネス合戦　その1

日本経済新聞のHPを見ていたら、たばこ税に反対するタバコ会社の宣伝が載っていました。結構過激です。

http://tobacco-zei.com/

この広告を出したのは、日本たばこ、フィリップモリス、ブリティッシュ・アメリカン・タバコ・ジャパン（変な名前）、エム・シー・タバコ・インターナショナルその他です。

さて、2002年フィリップモリスはタバコ部門の純益を大いに増やしました。およそ10億ドルの増です。米国でのタバコ使用は減り続け、おまけに株価が大いに割れているこの時期に、です。

なぜか。フィリップモリスは外国、特に途上国で安売りのタバコを大いに売って儲けているのですね。私がミャンマーに行ったときもみんなものすごい勢いでマルボロを吸っていました。あんなに貧しい国なのに。

むかし血液製剤についても、エイズが問題になり、非加熱製剤が米国で使用できなくなり、あぶれたものをそのまま輸出し続けた会社がありました。この会社の法的糾弾もなくうやむやになってしったようですが、いったいどうしてなのでしょう。外国企業は訴えても勝てないと思ったのでしょうか。輸入したミドリ十字や当時の厚生省（など）だけの糾弾で終わってしまいました。

COFFEE TIME

仁義なきビジネス合戦　その2

私が愛読しているインターナショナル・ヘラルド・トリビューンという新聞があります。NYタイムズとワシントン・ポストの主要な記事を合わせてひとつの新聞にした、という豪華なもので、分厚くて結構無駄な記事の多い両者の中から、質の高い記事だけ選んで薄い新聞にまとめています。パリを中心に外国で売っていることが多いのですが、日本でも大都市で手に入れることができます。

この新聞はWポストとNYタイムズが共同出資でやっていたらしいのですが、NYタイムズは利益を独占するためにあの手この手でWポストを追い出してしまいました（タイム2002年11月4日号）。現在は紙面もそのままですが、将来はNYタイムズだけの内容になるようです。これじゃあ意味がないのですが。

NYタイムズも民主党より左寄りで奇麗事ばかり言うくせに、自分の台所ではこの体たらくです。そういえば日本にもこんな新聞、ありましたね。

8．米国医療よもやま話

■研修医というお仕事

米国の研修医は借金まみれです。医学校（Medical School）は4年制大学（college）を卒業した後さらに4年ですから、欧州や日本と異なり、医師になるのは高卒で普通8年間かかります。

医学校のほとんどは私立大学で、学費は年間数万ドル。富豪の子息でもない限り、学費は自分たちで持つのが米国での一般のやり方です。彼らはローンを組んで学費を払います。面白いことに米国の医学生は借金まみれなのに、なぜか生活のレベルを落とそうという発想は起きません。

「卑しくも医者になる身なので」と思っているかどうかは知りませんが、みな広くて高いアパートに住んで、週末は映画や観劇、レストランでのディナーを楽しみ、通常のライフスタイルを保ちます。勉強が忙しいのでアルバイトをする人もあまりいません。私は英国の医学部にちょっとだけいたことがあります。彼らもみな貧乏でしたが、爪に火をともすような生活をしており、ドミトリーの暖房はいつも消えていて、とても寒い！　ひとつの紅茶パックで何回も出がらし茶をいれ、食事はパンとか缶詰の豆ばかりでした。

したがって、米国人が研修医になるころにはみんな学費やら生活費やらで借金まみれです。ローンを少ない給料から毎月返すのは大変なこと。日々の話題も金の話が多くなります。株に手を出したりする人もこっちでは多いですが、病院の業務もそっちのけにしてコンピューターで株の売買をしている研修医も結構います。できるだけてっとりばやくお金になる仕事をほしがります。欧州人から「米国人は即物主義で」と冷笑されるゆえんです。

私もまた、ニューヨーク市の研修医でした。

さて、どこの国でもそうですが、米国での研修医の業務で最もつらく、また大きなウエイトを占めるのが当直です。米国の当直は、場合によっては日本のそれよりもっときつい（病院によってずいぶん差があるでしょうけど、ね）。

米国での病院当直は、単に夜間の患者さんの管理をするだけではありません。

その日、日中であれ、夜間であれ、入院してくる患者さんを診、診断治療を行うというつらい仕事なのです。

当然入院患者さんは外来患者よりも重症。そう、研修医は入院患者さんをたくさんこなすことで医師としての能力を高めていくというわけです。

当直時には救急室で初期治療がなされたり、他の診療所で入院が必要とされた患者が次々と入院してきます。

・ニューヨーク州法によると

研修医は１日５人以上新規入院患者さんをとってはいけない、一時に12人以上の患者さんを診てはいけない、という規則になっています。また、必ず週に24時間、連続でオフを取る、つまり週一で休日が取れることになっています。

以前マンハッタンの病院で不眠不休で限界まで働いていた研修医が医療ミスで患者さんを亡くしたケースがありました。

それ以後、「患者さんのケアに支障をきたすような過剰な労働を研修医に課してはいけないことになったのです。

もっともこれは紙の上だけの空文であり、私が研修医時代、冬の忙しいときなど10人、11人の入院など珍しいことではありませんでした。ここ数年、ルールをきちんと遵守しようということで、第三者団体が監査をしています。もし研修医が規定以上に病院で勤務している場合、病院に罰金を課すのです。病院側は慌てました。研修医は時間がきたらすぐ帰宅するよう、厳しく指導されています。患者さんの容態にかかわらず、仕事が半ばかどうかにもかかわらず、です。

しかし、そこに治療を必要としている患者さんがいる限り、「あ、これ以上は規則違反ですから他の病院に行ってください。私はもう診ません」とは言えないのです。

さて、研修医の業務が非常にタフであるといわれる最大の原因は当直の存在があります。

かつては3日おきに夜を通じて当直を行い、その次の日も仕事をする、という非常にハードなスケジュールをこなしていました。1年365日、これを繰り返す。

当直時は入院患者を診たり、病棟で症状が急変した患者の管理などを行うためほとんど睡眠はとれません。

デューク大学の医学長は、「研修期間が終わったときは、もうこんなこと二度とするもんか、と誓ったものです」と述べています。この医学長の世代、米国の医療研修は本当にスパルタ方式でして、まさに血を吐くような厳しさだったのです。

そう、日本でも、そして米国でも研修医とはつらい商売です。

大学医学部を卒業してから数年間は右も左もわからないひよこ医者。その間は研修医と呼ばれ、先輩に臨床業務のいろはを教えてもらい、様々な雑務をこなし、昼となく夜となく仕事を続け、ぼろ雑巾のようになって病院で一日を過ごします。

たとえば、米国の（医者以外の）一般の労働者を見てみましょう。米国では週40時間労働くらいが常識となっています。なるほど、ドイツなどよりは少々長いですし、ニューヨークのバリバリのビジネスマンは週60時間以上働き、休暇もとらずに働いていると聞きます。忙しいのは何も医者ばかりではない。

けれども、

1990年以前は研修医は週70～100時間勤務し、当直時は36から40時間ぶっ通しで働いたといいます。寝不足と疲労でやつれ果てた研修医が、健康の相談に乗ろうというのですから皮肉です。患者さんの立場としては、寝不足と空腹でいかにも不機嫌そうな医者なぞには診てはもらいたくないでしょう。

私自身、初期研修時代の疲労がピークに達したとき、「先生、顔色悪いよ。体は大事にしたほうがいいよ」と患者さんに諭されて、なんとも情けない思いをしたことがあります。

ところが、80年代になるとこのような超過勤務から起きる「研修疲れ」が取り上げられるようになりました。そして起こったのが先に挙げた患者さんの死です。

これは死亡した患者さんの名前を取ってジオン事件と呼ばれています。

それ以来、研修医もいろいろと権利を主張するようになりまして、連続労働や過度の夜勤、あまりに多い入院患者を拒否するようになっています。「われわれの人権を守り、患者さんの安全を守るのだ」というのが建前ですが、本音をいうと、これであんまり苦しい労働をしなくてもよい、しめしめ、というところもあるでしょう。

年配の医師にしてみれば、「わしの若いころはこんなに働いていたのだ」という武勇伝をぶちまけ、近頃の若者にカツを入れたいところもあるでしょう。もっとも彼らの武勇伝も結構編集、演出されていますから、言葉どおりには受け取れませんが。

さて、事件後、ニューヨーク州では研修医の労働時間に制限を付けはしましたが、その後も他州では研修医は超過勤務が当たり前、という習慣は続きました。

米国の研修制度を取り仕切っているのは卒後医学教育認定委員会、ACGME（The Accreditation Council on Graduate Medical Education）です。このほどACGMEは大改革を決定し、2003年の7月から（米国では研修医は7月1日から勤務を開始します）米国すべての病院でニューヨーク同様の研修医の労働時間の制限を決定しました。

これによると、

研修医は週80時間以上働いてはいけません、連続24時間以上働くのもだめです。これでも一般のサラリーマンなどに比べれば忙しいほうですが、今のように馬車馬のように働いている状況から見れば相当な進歩といえましょう。連続24時間以上働けない、ということは、夜通し当直でがんばった研修医は次の日の朝はさっさと帰宅、暖かいベッドにもぐることができる、ということを意味します。

最近、米国では研修医の間で次々と組合ができています。

研修医はいままでその身分がはっきりしていませんでした。学生でもない、労働者でもない。研修医は中途半端であいまいな定義のもとで仕事をし、安い給料でこき使われてきました。まるで学生紛争時代の日本のような、古臭い議論ですが、この議論は20世紀が終わっても充分になされていなかったのです。

さて、研修医組合側は裁判所の判定を求め、裁判所は研修医は労働者である、という判定を数年前にくだしました。研修医は晴れて堂々と組合を組織し、病院と賃金やその他の待遇について同じ土俵の上で交渉ができるようになりました（ただしストライキはできません）。

研修医採用の際に米国の多くの病院はマッチングというくじ引きのような方法を取ります。これは研修医が労働条件を交渉する機会を与えられない不平等なシステムである、とこれも最近訴訟になりました。研修医による組合員は現在約1万2千人。

この、「不平等な」と批判されているマッチング。現在にわかに日本で注目を浴びていまして、これを採用しようという動きが強くなっているそうです。なんでそうなるの？　という思いは消えません。

米国の病院は長い間研修医を安く雇い、なおかつ「研修費用」として政府から補助金をもらうことで経営の助けとしてきました。まさに「研修という名の搾取」であったわけですが、これにようやく反旗を翻してきたのが最近の研修医です。メディケアやメディケイドからの研修補助金は年々減る一方で、指導医は数、質ともに減少の一方にあります。これまでは「いい医師になるために我慢我慢」と言っていた研修医もようやく重い口を開きました。財政難に悩む米国の病院にとってはこれは実に頭の痛い話です。

私の以前勤めていた病院でも、研修医の組合が作られました。

組合成立の正式な選挙が行われ、研修医たちは晴れて組合員になりました。病院側が高い高い医療保険料を負担してくれるよう、交渉を成功させたり、研修医の待遇改善のためになかなか活躍しているようです。すでに申し上げたように、研修医にはスト権はありません。

もっとも、このような組合のある研修病院は比較的少数派です。

日本でもそうですが、医師はその職業の性質上、組合というものを作らないのが一般的です。

医師や病院がストライキをおこすと人命を危険にさらす恐れもあり、特殊な公務員同様「そぐわない」というのが理由です。

ところが、

米国には立派な看護師の組合が存在し、ストもちゃんと行っています。ヨーロッパの各国、フランスやスペインでは研修医も組合を作っており、ストも行われ、大きなニュースになります。

研修医の身分というのは米国では本当にあいまいです。医師であり、医師でない。あるものは学生の延長といい、ある者は医師というれっきとした労働者という。このようなあいまいさが研修医が組合を作る障害になってきたことは間違いなく、裁判所にまでその存在の意味を問われた理由でしょう。やっと最近になってです。研修医が労働者として認知されるようになったのは。

研修医の実際はどうでしょう。労働者であるかどうか、なんて疑念は全くナンセンス。朝も晩も、平日も週末もこき使われて、これが労働でなくてなんだというのか、というのが大方の研修医の意見でしょう。たしかに、研修医は多くの教育を享受しているのですが、他のどの職業だって、初期には教育を受けながら、研修を受けながら仕事をし、そして給料をもらうのが当たり前ですね。他の産業とうまく比較をできないのが医療界の特殊性、閉鎖性ともいえますが、いずれにしても研修医だけ特別扱いで「労働者」と認められないのは、なんとも詭弁では、あるのです。

もちろん医療従事者が組合員になることには懸念材料があります。ストが行える看護師は、組合が定めた患者数しかこなさず、労働時間、休憩時間に至るまで労使交渉で保証されています。一度、重態に陥った患者さんの管理のために看護師に助力を求めたら、「私は組合の定めた休憩時間で、今から昼食をとりに行くのよ」と平然とすたすた歩いていってしまいました。

労働者の権利を錦の御旗に患者さんへのケアをないがしろにされてはたまったものではありませんね。

無論、この議論には裏返しがあります。日本の医療従事者がいかに「患者さんへのケアのために」というスローガンのもとに過剰な労働を強いられていることでしょう。いずれにしても、口先、建前ばかりの議論で実質を見失ってしまっては、何もうまくいかないのですね。

研修医の労働組合員化は医療の質を低下させてしまうのでしょうか。そもそも医療職は聖職であり、「労働」と呼ぶにふさわしいのでしょうか。議論はつきません。

■内科専門医試験を受ける、の巻

内科専門医試験を受けました。内科研修を修了したものだけが受験する資格を与えられます。法的には試験にとおっていたりとおっていなかったりで、診療できないということはないのですが、専門医をとっていないと病院での採用も難しくなります。内科のプログラムを修了したものはほぼ全員専門医試験を受け、資格の取得を目指すようです。

さて、内科専門医試験はAmerican Board of Internal Medicineという組織が作っている試験です。試験は2日間、3時間の試験を午前と午後に行い、合計12時間の試験になります。解答形式はマルチプルチョイス。3時間に90問の問題が出されるので、2分で1問解けばいい計算になります。合格ラインは試験の年毎に違うようですが、合計では5、6割正解し、さらに必須な知識項目に偏って劣った分野がないことが条件になります。合格率は9割近くで、まあほとんどの場合合格するという試験ですが、落ちるとまた高い受験料を払って試験受けなおしですので、みんな結構真剣です。

まあ試験ですから、たくさんものを覚えて、マルチプルチョイスで正しい答えを選んで、ということを繰り返すわけです。人間の能力の評価としては、マルチョイテストは最も フェアな方法だと思います。ただし、公平さ公正さを追求するあまり、本当に大事な評価すべき点をかなり犠牲にしている、そのような妥協の産物ですね。試験問題は純粋(じゅんすい)に「医学知識」を問うもので、他の要素を必要としません。この試験は10年ごとにくり返し、資格を維持しなくてはなりません。よくメディアが専門医の更新制を医療ミスや防止の切り札のように言いますが、医療ミスは投与量のケタをまちがえたり、手術部位をまちがえたり、というもっと単純なものがほとんどです。マニアックな知識があってもミスは減りません。

米国の場合、大学入試から医師の資格試験、専門医試験まで、全部マルチプルチョイス試験です。日本でもこの形式の試験は多いですね。たとえば大学受験です。最近はそうでもないですが、以前は日本では大学受験は一大イベントでした。ちょっとの不公平さ、不公正さも許されないわけです。自然、マルチプルチョイス、並べ替え、穴埋めといった間抜けな試験が横行しました。最近はどうなんでしょうね。

例えば口頭試問のような方法は今でも欧州の専門医試験などでは採用しているようです。が、このような試験方式はフェアさにおいてははなはだ頼りなく、日本人や米国人には好まれない方法なのでしょう。しつこいようですが、こういうところも日本人と米国人はよく似ています。

さて、米国の試験制度については皆さんご存知でしょうか。最近はそのような専門書、紹介本も増えたのでわりと知られているのでは、と思います。

米国で日本の医師国家試験に近い、と思われる存在がUSMLEです。これにはステップ1から3があり、すべての試験に合格しなくてはなりません。すべて、マルチプルチョイステストです。ステップ1は基礎医学の内容が、ステップ2と3は臨床医学の内容が問われる、という建前になっていますが、実際にはステップ1でも臨床に則した問題が問われることが多く、臨床知識なしで、基礎医学だけを勉強した段階ではかなり難解な試験です。

USMLEとはUnited Stateds Medical Licensing Examinationの略です。この試験は米国内外で行われており、同じ試験、同じ合格ラインが米国人、外国人を問わず課せられます。試験資格は米国で認められた医学校で一定の過程を経ること、となっており、それには外国の医学校も含まれています。試験はマルチプルチョイス形式ですが、最近ではコンピューターを使って行われます。

例えば、私の場合を例にとってみましょう。USMLEステップ1は日本の医学部で5年生になると受験資格が与えられます。日本の医学部は高校卒業後、6年制ですね。私がステップ1を受けた1995年の夏、私は医学部の5年生でした（こんなことを書くと年がばれますが)。当時私は島根県に住んでいましたが、最も近い試験会場は東京にありました。旅費もかかるし（受験料も馬鹿にはならないのです）大変だなあ、と思っていましたが、後で聞いたら私なんか運のいい方だと知りました。USMLEは外国でも行われるため、外国人受験者がわざわざ米国に行く必要がありません。

日本は世界の中では大国に位置するので、USMLEの試験会場があるわけですが、当然受験会場のない国もあるわけです。試験会場は広く、多くの受験生でひしめいていましたが、よく見るとアジア系の外国人の顔もちらほら見受けられます。あまり知られていないことですが、日本の医学部には外国人も入学できます。その人たちかな、とちょっと思いますが、どうも日本語を使ってません。そう、彼らは自国に試験会場のない受験者で、高い交通費と滞在費を払い、場合によってはビザも取得して試験を受けに来たのです。

こういう日本に来た外国人医師の苦難についても面白い話は山とあるのですが脱線がひどくなるので、これはまた別の機会に。話を戻しましょう。

USMLEは先に書いたように現在コンピューターによる入力によって解答が行われています。が、私が試験を受けた当時はまだ鉛筆で穴埋めをするマークシート方式でした。筆箱からセンター試験用に買った「三菱マークシート専用鉛筆」を5年ぶりに取り出します。この「専用鉛筆」、何度見ても、ただの鉛筆ですが。

いや、試験はしんどかった。今でも思い出すと吐き気がしてきます。

なにしろ問題数が多い。3時間の試験に180問もあります。1分

1問解かなければいけないのです。その3時間の試験が4回もあるのです。当時は今よりもずっと英語を読むのも遅かったし、医学の知識も全然なかったし、ちょっとぼうっとするとあっという間に数分たってしまうし（1分も無駄にできないのです！　この数分の「ぼーっと」が命取り）、なんとも泣けてくる試験でした。終わったときは「もう二度とこんな試験受けるか」と真剣に思いました。

実際には、ステップ1のあとにはステップ2が待っていました。ステップ2は1回失敗したのでまたもう1回受けなくてはいけませんでした。米国に行ったあともステップ3を受けなくてはいけませんでした。もう二度と受けるか、の試験を3回もです。拷問としか言いようがありません。

ま、最近は根拠のない慣れと自信がついてきたので、じたばたしなくはなってきましたが。

外国人の場合は、以上の試験に加え、英語の試験と、ベッドサイドでの実技試験に合格しなくてはなりません。この実技試験は米国だけでしかやっていませんが、最近導入された新しい制度です。CSAという名前がついています。私のときは、この試験はまだありませんで、得をしました。米国にいくお金なんてなかったのです、当時（CSAがあったら今頃私は米国にはいないでしょう）。

外国人が米国で医療研修をする場合、最低USMLEのステップ1、2と英語の試験、CSAという実技試験に合格している必要があります。これらすべてに合格すると、ECFMGの認定書がもらえ、晴れて米国で研修医として勤務できるのです。ECFMGとは外国人医師が医療研修をするお世話をしてくれている団体のことで、Educational Commission for Foreign Medical Graduatesの略です。http://www.ecfmg.orgに組織の詳細が載っています。米国の資格試験については、最近いろいろな本が出ていますので、興味のある人はそれらを参考にしてください。最後の『アメリカ・カナダ…』には私も一文寄せています。

●参考書籍

・アメリカ臨床医学留学への道（照屋純編著、メディカル・サイエンス・インターナショナル、1997年）
・アメリカ医学留学ガイド改訂第2版（吉岡宏晃著、南江堂、1998年）
・アメリカ医学留学の手引第6版（大石　実、大石加代子著、医学書院、1998年）
・医学・生物学研究者のためのホンネのアメリカ留学マニュアル（バイオサイエンス留学情報ネットワーク編、羊土社、2000年）
・アメリカ・カナダ医歯薬・看護留学へのパスポート（財団法人日米医学医療交流財団編、はる書房、2002年）

さて、以前は外国人と米国人では異なる資格試験を受けていました。昔は米国も医療過疎で、環境の劣悪な場所で働く外国人医師の需要が大きかったのです。1950年代、時は高度成長期で、都市化が進む米国では医師の需要は倍増しました。

日本では東京大学で勃発したインターン制をめぐる紛争がおき、一時大学機能が麻痺したことがありました。このとき多くの医学生が米国に渡り、そこでライセンスを取ったといわれています。当時は比較的容易な試験で、割と簡単に合格できました。また、永住権もとりやすく、ほぼ全員が取ることができたのです。

これが米国人、外国人両者に統一試験が課せられることになったのが1984年のこと

その後現在のUSMLEに完全に統一されたのが1993年ですか

ら、わりと最近のことですね。時は新しくなり、時代も変わりました。医療過疎の地域は米国ではどんどんなくなっていき、米国の医学校を卒業したものは就職先に困難を感じるようになってきました。外国人医師はかつて医療過疎地を埋めるための大事な人材だったのですが、過疎地が少なくなるにつれ、かつての助っ人外国人医師はいまやニックキ商売敵となったのです。

外国人医師のこれ以上の流入を抑えるために（とは言いませんでしたが、明らかにそれが狙いです）ECFMGは新たにCSAという試験制度を設けることにしました。これはフィラデルフィアで行われる問診と身体所見の実地試験で、要は英語の試験です。この試験は導入されて日が浅いのですが、初期には合格率がほぼ100％という容易なものでした。が、合格率以上に問題なのは、わざわざこの試験のために米国に1回行かなければならないという煩瑣な手続きです。これで経済的にゆとりのない国の医師の多くが試験を断念するにいたったといいます。

ほとんどいじめともいえるこの悪制ですが、ニューイングランド・ジャーナル・オブ・メディシンや米国医師会雑誌JAMAはこの制度、そして外国人医師締め出しの方向を歓迎する論文をそれぞれ2001年に発表しています。

それでなくても9.11のテロ騒ぎでイスラム圏の医師は煙たがられがちな雰囲気ができています。彼らの米国行きはきわめて困難になることが懸念されるわけです。

■STDコース

ニューヨークはブロンクスのSTD（性行為感染症）短期集中コースというのに3日間通ってきました。なかなか面白かったのでここで紹介しましょう。

ブロンクスはマンハッタン島の北にあり、ハーレムと並んで特に治安の悪い地域として有名です。が、最近土地開発が進んでおり、新築の家や高級車も垣間見られるようになってきました。イタリア人街には高級な食材が並び、子供たちだけでも路上で遊んでいます。有名なヤンキースタジアムやブロンクス動物園もあり、外部のものも結構余裕ではいることができます（といっても女性が夜一人歩き、とかは避けた方がいいですが)。

このブロンクスの一角に小さなビルがあり、ここがギルバート医師のSTDクリニックです。ジェフ・ギルバート医師はSTDだけ診続けて22年という筋金入りのSTD専門家で、しかも診療をブロンクスで行っているというツワモノでもあります。彼が連邦政府から直接基金をもらって教育目的のSTD外来ができました。月曜日から3日間短期集中コースでSTDについて学びます。

STDは現在米国で増加傾向にあり、HIVを除いても米国は先進国最大のSTD王国です。自慢していいんだか悪いんだか。でも医師としてはたくさん症例が診ることができるので勉強するには最適な環境です。私が患者さんを診るのはマンハッタンで、やはりたくさんのSTDを診ますが、ブロンクスはさらに輪をかけていろんな症例に出くわすようです。

外来にはギルバート医師、ナース・プラクティショナー*[17]が一人、微生物の技師さんが一人、ナースが一人とその他事務の方

*[17] nurse practitioner。医療費増大に悩む米国では医師に制限されていた業務を他の医療従事者に分与し、比較的低コストで同等の医療サービスを提供しようとしている。ナース・プラクティショナーもそのような医療従事者であり、ナースがさらに規定のトレーニングを受けるとこの資格が与えられる。病棟での指示書きなどある程度の医療行為が医師の監督のもとで行える。

たちで構成されています。一番すごいと思ったのは、診察室の隣に微生物のラボがあり、技師さんや医師がグラム染色やKOH、ダークフィールド*18といった手技をすぐに行うことができる点です。

米国では医師がグラム染色をほとんどやらなくなっていますが、これにはいろいろな理由があります。最大の理由は医者が面倒くさがる、ということだと思いますが、それ以上に問題なのは経済的な理由です。医者がグラム染色を行い、カルテにその結果を記載する、微生物ラボに検体を送り、培養の結果を待つ（ここでもグラム染色が行われる）。これをやるとHMOはダブルビリング*19とみなしてこれらを診療報酬からカットしてしまいます。理由は私にはよく分かりません。したがって、米国の病院の多くは医師が微生物学的処置を行わないようポリシーを定めています。表向きの理由は医師がコンスタントにレベルの高い検鏡を行うという「エビデンス」がない、というのが理由ですが、医師がコンスタントに高いレベルで聴診器を使える、というエビデンスもやはりないのです。とにかく医師がグラム染色を行うことは米国では99％ありません。私はときどきやりますが、カルテに記載ができません。

ブロンクスのSTD外来は連邦政府直轄で、HMOとは関係なく運営されている、という非常に珍しい構造の外来です。公立病院

---

*18 いずれも病原性微生物を光学的顕微鏡下で見つける方法。グラム染色Gram stainは細菌を顕微鏡下で見つけるため、細菌に色をつける方法である。KOHとは水酸化カリウムのことでこれを検体に混ぜ、真菌を見つけるのに用いる。ダークフィールドはdark field illuminationの略で、小さな細菌、たとえば梅毒をおこすトレポネーマを顕微鏡下に見つけるときに用いる光学的操作をいう。

*19 double billing。二重請求のこと。

ですら、収入はメディケアやメディケイドを介していますが、ここではまったく無関係。したがって、外来に微生物学の技師さんを置く余裕もありますし、医師がグラム染色をしようがザンク塗沫*[20]をつくろうが、まったくお咎めなしです。患者さんを診、検体を採り、すぐに顕微鏡で見れば、ほとんどのSTDは診断がつきます。逆に身体所見だけでは多くのSTDは診断不可能です。チャンクロイド*[21]のような梅毒、ヘルペスと間違えられやすい病変はたくさんありますが、染色作業を行わず、「エンピリカル*[22]」に治療してしまうか、何週間もかかる外注のラボに出してしまうことが多くなっている現在、これは驚くべきことでした。

連邦政府直轄なので、患者さんに「何の保険に入っていますか」と訊く必要もありません。15ドルのコペイ*[23]を初診に払えば後はほぼ無料。その15ドルも払えない人も多いようですが、それもお構いなしです。医師の収入には影響しませんから。

診察も丁寧で時間をかけます。その診察能力も高いのですが、それより面白かったのが病歴です。さすがブロンクス。面白い症例が山積みです。21歳のヒスパニックの女性が陰部の痛みできました。いろいろやってヘルペス（タイプ2）と分かります。診断を聞いた彼女は怒って彼氏を責めます。彼氏は他に4人別の恋

*[20] Tzanck smear。ヘルペスなどのウイルス感染症の診断に用いる。ウイルスによる細胞の変化を見つける方法。
*[21] chancroid。軟性下疳。ヘモフィルスという細菌の一種による性行為感染症。
*[22] empirical。実証されたものではなく、経験的に、という意味。転じて感染症の分野では病原微生物が判明していない段階で、予想される微生物に対する抗菌薬を決定する方法を指す。
*[23] co-pay。外来診察時に患者が支払わなければならない一定の料金。保険会社が支払ってくれる（保険に入っていればの話だが）診察料とは意味が異なる。

人がいたことを白状します。怒りに燃えた彼女は町中に彼の写真を入れた手紙を配ってしまいました。この男が私にヘルペスをうつした男よ！　と書いて。

この時点で「すごいなー」と思っていたのですが、その後、この男には殺人歴があり、10年以上も刑務所に入っていたことが分かります。患者さんへの復習を恐れてギルバート医師はこの患者さんの保護策のためにいろいろ走り回らねばならぬはハメになりました。

ギルバート医師はSTDの専門家なので、たくさんの患者が紹介されてきます。多くは家庭医、産婦人科医、プライマリケア医、感染症科医、泌尿器科からの紹介です。ギルバートの偉いところは、医者の明らかなミスマネジメント、誤診にはちゃんと電話をかけてそれを教えていることでした。ガイドラインから完全に外れたヘルペスの治療、カンジダとヘルペスの取り違えなど、ひどいものはちゃんと医師に電話をかけ、何が間違っていたのかを教えます。

ここまでする専門医は見たことがありません。普通専門家は紹介患者で収入を得ているので、紹介してくれるプライマリケア医には絶対苦情はいわないのが約束です。「プライマリケア医はお客さんだから、丁重に扱いなさい」というのが先輩の感染症科医からのアドバイスでした。したがって、何度も同じ医者から同じ間違いでコンサルトが来ます。ギルバートは世界的にも実績のあるSTDの専門家だし、連邦政府の外来なので収入を気にする必要がありません。だから、嘆かわしい事態にはキチンと苦言を施すことができるのです。

隣には顕微鏡。本当の意味でのコンサルテーション。これぞ感染症の専門家のあるべき姿だ。私はそう思い、やはり医療はマーケット至上ではだめなのだ、若干の社会（主義？）性がないとうまくいかないのだ。80年代より前の、古きよき時代の米国の雰囲気を残すこの外来を見て、私はそう感じたのでした。

3日間集中して勉強すると、本当にSTDについて体系だった知識を得ることができます。これはいい経験でした。難点を言えば、午後はずっと外来の見学・レクチャーなのですが、これが結構つらかった。他人の外来を座ってみているのって本当に大変なのだな。学生さんはこんな苦痛に毎日耐えているんだ。久しぶりにやって本当にそう思いました。

■アメリカの外国人

・外国人医師の凋落

米国には外国出身の医師がたくさんいます。外国の医学校を卒業しても米国での試験に合格し、病院に採用されれば米国の病院でも医師として診療活動ができます。以前はForeign Medical Graduates、FMGと呼ばれていた外国人医師は最近のpolitically correctな言語表現の風潮に乗ってIMG、international medical graduatesと呼ばれるようになってきました。なに、中身が変わったわけではありません。

すでに紹介しましたが、米国では朝鮮戦争の後、医師の不足が深刻な問題になりました。特に医療過疎の地域では米国人の医師が仕事をしたがらないため、それを充足する意味で外国人医師を雇ったわけです。外人部隊の傭兵と同じですね。

・J-1

J-1（ジェイワン）とは格闘技でもレーシングカーの名前でもありません。これは米国のビザの一種です。米国で働く外国人の研修医のほとんどがこのビザを取得します。

J-1には厳しい制限があります。このビザは研修時代にしか適応されません。その上の指導医レベルには残れない仕組みになっています。その医師のでき不出来にはかかわらず、です。期限がくると母国に帰らなくてはなりません。新しいビザに切り替えるのも難しく、母国で2年間過ごしたものだけがビザの切り替えを許されます。給料が低くて労働時間の多い研修医のおよそ半数が外国人だといわれています。医療のマンパワーの不足を彼らで充足し、しかし地位も給料も高い上級医になる道は閉ざされている、そういう仕組みになっています。

平等な社会というのはそうそうないものですね。

じゃあ母国に2年帰っていればいいじゃないか、という声も聞こえてきそうですが、ことはそう簡単ではありません。私の友人の中には国に帰りたくても帰れない人がたくさんいます。南アフリカ共和国、旧ユーゴの諸国、旧ソ連の諸国などは政情不安でそう簡単に帰れません。また、いったん帰ったらまた出国できる保障もありません。家族もちの研修医もたくさんいますが、彼らのなかには亡命すれすれに米国に職を見つけた人もたくさんいます。

2年間も米国を離れていると、人脈の確保も難しい。米国は強烈なコネ社会ですから、人脈と強い推薦状がないと職を探すのはそんなに簡単ではないのです。

そこは蛇の道は蛇、帰国を免れる方法もないではありません。これがウェイバーと呼ばれる制度です。

広い広い米国では、医者がたくさんいる都市と、まったくいない医療過疎地の差が大きいのです。こういう地域、医者に人気のない地域の医療を提供するためにJ-1所持の外国人を利用しようというのがアイディアです。そのかわり、医療過疎地で何年かの「お勤め」を済ませば、永住権を与えてやろう。外国人の多くは文化的なギャップの大きい米国の田舎で仕事をするのに不安を感じていますが、他に選択の余地はありません。多くの外国人はこうして米国の僻地医療に貢献してきました。

ところが、

2001年9月11日以来、米国農業省はJ-1ビザを持つ外国人に僻地医療に従事する機会を与えることを停止しています。「安全確保のため」というのがその理由となっています。テロ以来外国人への扱いはますます厳しくなり、できるだけ彼らに長く米国にいてほしくない、というのが米国政府の本音のようです。農業省がいつJ-1ウェイバーを復活させるのか、見通しは立っていません。

ウェイバーの仕事を提供しているのは農業省だけではありません。各州は独自のプログラムを持っていますし、その他の政府機関にも同様のプログラムがあります。しかし、州によっては農業省から提供される外国人医師に僻地医療をまかせきりになっているところもあり、こういう州は頭を痛めています。

1999年9月の時点で、2,000人もの外国人医師が医療過疎地で働いていました。同時期に同様に僻地医療に従事していた米国人はわずかに1,356人です。米国の僻地医療がいかに外国人に依存しているのかわかります。外国人に依存しないと成立しない米国医療、しかし外国人にはあまり依存したくもない。この辺のギャップに苦しむ米国の姿がここに見えます。

もしイチロー選手が、「お前は外国人だから3年間マイナーリーグでやらなければ、メジャーには入れない。いかにいい選手だったとしても、だ」といわれたらどう思いますか。ほとんどの人が「そんなアンフェアな話があるか。プロなんだから野球の実力で勝負すればいい。外国人も米国人もあるか」と思うのではないでしょうか。

多くのメジャーリーグのスター選手は外国人、あるいは外国出身選手です。言葉や習慣の違いに苦しみながらも、腕一本で周囲を納得させ、のし上がっていく、まさにプロの世界です。そして建国以来米国はこのような外国から成功を求めてやってくるものにチャンスを与えてきました。これこそが、米国最大の強さだったのです。昔の米国には何もありませんでしたが、フェアネスと正義感を武器にだんだんその評価を高めてきました。欧州の古臭い伝統主義を、若い正義感が払拭したわけです。プロのスポーツ界には今もそのよき伝統が生きています。

しかし、政治、経済といった分野ではどうでしょう。正義も公正さも地に落ちてしまい、目に付くのは偽善に満ちた奇麗事だけではないでしょうか。

そうした事情は、医療の世界でも同じなのです。

米国下院は最近、米国医学生全員に統一の身体所見技術の検査をすることを法制化すべく、法案を可決しました。紙の上の知識だけでなく、患者さんに触り、聴診器を使って異常を見つける能力をちゃんと有しているかどうか、医学生の能力を測ろうというのです。すでに書いたように、現行の試験ではマルチプルチョイスでマニアックな知識を問うだけの試験ですから、医師の適正を問うという意味でははなはだ不十分なわけです。

ところが、国立医学試験委員会NBME、その他の医学教育専門家たちがこれに異論を唱えました。言い分はこうです。このような身体所見試験が「公正で」きちんと評価ができるというだけの研究が充分にされてはいない。また、試験が医療の向上に役立つというエビデンス、確証もない。それに試験をすれば医学生は試験料や会場へ行くための旅費など余分な出費を強いられる。これは医学生に対して「アンフェア」ではないか。それに医学部での勉強と研修だけでも身体所見の能力はつくものだ。もしついていないのだったら研修医の時代に身につければ、よい。

「公正さ」と「フェアネス」を謳ったこの理論、一見ごもっともという気がします。しかしちょっと待てよ。

数年前から米国ではすべての外国人医師に米国に来て、身体所見能力を測る試験を受けることを義務付けている、という話はしました。これをCSAといいます。米国人の医学生にはこの義務はありません。外国人医師は、米国人と同じマルチョイテストに加え、米国に来てこのような実技試験、そして英語の試験を余計に受けなくてはならないのです。

件のNBMEの言い分では、このような試験はまだ科学的な実証もされておらず、受験者に余計な出費を強いるので「フェアでない」といっていたのではなかったでしょうか？　この二枚舌は、いったいどうしたことでしょう。

例えば、世界には医師の年収が10万円にも満たない、という途上国はたくさんあります。成功を求めて米国で一旗あげようと、こういう途上国の優秀な医師がたくさん米国にやってきます。このような医師たちは、充分な診察能力は持っていても、「米国に直接来て」試験料まで払って、試験に来る金銭的能力を欠いたりするわけです。たかだか身体所見の能力試験のために飛行機代やホテル代を捻出するのは、彼らにとって絶望的な出費なのです。実際、この試験の存在のために多くの外国人医師が米国に来るのをあきらめなければいけませんでした。そのような仕打ちを平気で行っている米国が、米国の医学生に身体所見をとらせる試験なんて「フェアではない」から、よせと反対する。外国人は、安月給の研修が終わったら過疎地で医療奉仕をするか、国に帰ってしまえという。

なんとフェアでご立派な態度でしょうか。

第2章

感染症科医というお仕事：感染症科フェローの愉快な毎日

米国の医療に関心を持っている者は、多い。

医療従事者からも、そうでない方からも多くの関心が寄せられているようです。私は、メールマガジンを介してニューヨークからこちらの医療事情を説明してきました。皆さん、このトピックには関心がおありのようで、幸いにもたくさんの方に読んでいただいています。さて、この章では米国という大きな国から離れ、私の普段の仕事について書いてみましょう。

えっ、仕事してんの？

失礼な。私はくだらないものを書いているばかりではありません。ちゃんと患者さんを診て給料をもらっているのです。

まずは、私がそもそも米国に来るにいたったいきさつをご紹介いたしましょう。

ことの起こりは、

きっかけは、窓のない研修医部屋に転がり込んできた、若い女性です。この女性は私目当てに来たわけではありません。相部屋の、同期の研修医（男性）の古くからの友人でして、その彼を訪ねてきたのです。けれども、その日彼女は私に耳寄りな情報を持ってきてくれました。

東京海上メディカルサービスというところが毎年アメリカに日本人の研修医を派遣してくれるらしい。USMLE受かってるんだったら応募してみれば？

当時、私は沖縄県立中部病院の研修医をしていました。レジデント、とは病院に住み込ん（レジデント）で研修をすることからついた名ですが、中部病院では文字通り初期研修医は病院の中に住み込み、窓のない部屋でベッドを仲間と共有して生活していました。仕事と私生活の区別もなく、朝も夜もなく病院業務に明け暮れました。新聞やテレビにすら触れる機会はなく、病院の外に世界がある、という当たり前のことすら自覚できなくなっていました、その疲れた頭に、この一言です。

そうかあ、そういう手もあるかあ。まだ応募できるのかなあ。朦朧とした頭で考えます。私は、何を隠そう、決断の早い男です。よく言えば。悪く言うならば、思慮が浅い。

思いつくままに東京海上メディカルサービスに問い合わせ、必要な書類を調えました。充分な準備をする余裕はありませんでしたが、たまたま米国人の患者が病棟に入院していたので、履歴書と、売り込み用の所信表明を添削してもらったのです。

すでに、研修に必要な試験は学生時代に合格していました。当時はUSMLE、ステップ1、ステップ2、とEnglish testに合格すれば資格が与えられました。すでに紹介したように、当時CSAという臨床実技試験はありませんでした。

私は米国に留学するという夢もなかったし、目標にもしていませんでした。ただ、日本の外で、世界のどこかで働きたいという漠然とした夢はあったのです。世界を舞台にしたい、という若者らしい夢で、私も昔は若者だったのです。島根の片田舎で勉強していても、自分が世界で通用するのかはまったく分かりません。世界に通用するか試してみたい。そう思い、英国に暮らしたり国連英検を受験したり、うだうだと世界を模索していました。USMLE受験もまあ、その一環だったのです。

米国で行われている医師の資格試験を目標に勉強すれば、世界のどこに行ってもまあ、通用するだろう。さして根拠もない期待がそこにはありました。勉強そのものを目標にしたわけで、もし当時CSAがあってフィラデルフィアに行くことを義務付けられていたら、私はあっさり資格取得をあきらめたことでしょう。そんな旅費を捻出する力も、その気持ちも当時の私にはなかったからです。USMLEを受験した数多い人たちの中で、私は動機がすこぶる不純でした。

そんな私でも、米国で臨床研修をするチャンスがそうごろごろと転がっているわけではないことくらいは分かっていました。書類審査と二度の面接に合格したとき、「ここで行かなければ世界に出るチャンスは当分訪れないかもしれない」と思いました。東京海上メディカルサービスは、ニューヨーク市のベスイスラエル・メディカルセンター（以下BIMC）と提携し、何人もの日本人研修医をすでに派遣していました。いずれも優秀な先輩ばかりで評判もよく、日本人の受け入れ態勢も整っていました。この病院がセントルークス・ルーズベルト病院（以下SLRH）という同市内の病院と提携し、「コンティニュアム」という経営母体を作ったのです。これがきっかけで、1998年からそちらの病院、SLRHにも日本人を送り込むことが決まっていました。米国ではどの病院も経営が苦しく、1997年のバランスド・バジェット・アクトという法律以来、その傾向には拍車がかかっていました。病院の統廃合が活発に行われていたのです。BIMCもSLRHと経営母体が同じになったので、そちらにも日本人研修医の枠を作ってくれることになりました。

「日本人はまだ行ったことないし、どういう病院かも情報があまりないんだけれど、どうする？」と東京海上メディカルサービスの西元慶治先生がお尋ねになりました。どうせやるなら誰もやったことのないほうがいいと思い、ふたつ返事でSLRHを選ぶことにしました。私の手元には、赤字のSLRHが救済されるようにBIMCと提携した、という当時の新聞のコピーがあるだけで、病院の内容についてはまったく無知でした。米国の病院で臨床ができる、それだけでいい、と当時の私は呑気に考えていたのです。

■いよいよ研修開始

米国の医療研修は厳しい、と脅かされていましたが、業務はそんなに大変ではありませんでした。沖縄県立中部病院は日本でも1、2を争う殺人的な研修業務を誇っていました（?）が、ニューヨークでは研修医の生活環境を改善させようと改革に取り組んでいた矢先でした。ニューヨーク市の研修医が起こした医療事故で患者さんが死亡した事件がおき、訴訟になり、これがきっかけで、研修医の労働環境が見直されていたのです。週に一度は確実にオフが取れるし、夜も平日はナイトフロートが引き継いでくれるので、病院に泊り込む必要はありません。休暇も年に4週間ももらえました。沖縄時代に比べたら、拍子抜けするくらいに業務は楽でした。

もっとも、ご多分に漏れず、言葉では苦労させられました。英国に住んだことのある私は、最低限の英語くらいは通用するだろうと、呑気に思っていました。ここでも私は甘かった。ニューヨークの英語は早口で、アクセントもさまざま。面と向かってしゃべっているときはまだしも、電話でくぐもった声でしゃべられると、もういけません。ナースから呼ばれても電話の内容が理解できず、仕方なく私は各病棟を走り回って直接用件を訊きました。

それでも朝は誰よりも早く、夜も誰よりも遅くまで病院に残って仕事をし、何とかハンディキャップを努力で克服しようと思いました。病院の研修医一よく働いたわけですが、そういう努力はあまり米国では評価の対象にはなりません。むしろ、要領のよい人のほうが評価されやすいのです。

もっとも分かる人には分かってもらえ、「ケンタローは英語も下手だし内科の知識もたいしたことはないけれども、まあまじめでよく働くようだ」という評判ができてきました。

当時の私の頭には、自分が無様な研修をしてしまったら、せっかく紹介していただいた東京海上メディカルサービスの西元先生にご迷惑がかかる、という不安がありました。自分の評判が下がり、日本人全体の評判を下げてしまっては大変なことだ、とも考えていました。当時病院には日本人は私しかおらず、どのくらいがんばればいいのか、比べる相手もいませんでした。マンハッタン島の反対側にはBIMCがあり、そこには日本人医師がたくさんいましたが、多忙で会いに行く暇もありません。向こうもずいぶん頑張っているのだろうな、と思うとますます手は抜けなくなりました。そもそも医療行為とは人と競ってやるものでもないのですが、若気の至りで「日本代表」気取りだった私は、病院で「できる研修医」として振舞うことで精一杯だったのです。そのため、目の前にあっても見えないものも、たくさんありました。

■その見えないもの

米国はマーケットを中心軸に動く国です。医療もその例外ではありません。マネジドケアの締め付けが厳しい現在の米国医療では、いかに効率よく収益を上げるかに最大限の努力が払われます。入院期間は世界でもダントツで短く、病棟ではめまぐるしい入退院が続きます。研修医の立場からすると、たくさんの症例を経験することはできますが、そこで患者さんとのコミュニケーションは皆無に等しいのです。米国の研修システムは常に教育の連続です。インターンが患者さんを診る。レジデントがやってきてインターンを教育する。翌日にアテンディングと呼ばれる指導医とラウンドをする。アテンディングが患者さんを診る。不明な点があると専門医のコンサルトを呼ぶ。たった数日の入院の間に10人以上の医者が患者さんを診ることも珍しくはありません。患者さんはいったい誰が自分の主治医かどうかすら判然としないわけです。

あわただしく診察や検査が行われ、多忙なインターンは患者さんとゆっくり話す暇もありません。患者さんはすぐ退院してしまうので、一人一人の患者さんのことなど覚えていられません。いい医学教育と、いい医療というふたつを両立させるのは、実は難しい、という現実がそこにはあります。

しかし、私は患者さんを「まわしていく」のに懸命で、そんな単純な事実に注意を払おうとしませんでした。

■そして外来では

米国の病院では事務系等の不手際が多いので、いったん退院した患者さんが自分の外来に戻ってきません。継続的な医療が大事なのは誰にも分かっているのですが、言うは易く、行うは、なのです。

研修医が外来で診るのは、「いい保険に入っていない」貧しい患者さんたちです。メディケアやメディケイドといった公的医療保険しかもっていません。時には、全く保険がありません。彼らは無料で医療が提供されるという条件に、研修医たちの教育の材料なることを強いられます。例えば、学生の身体所見の練習に行われるOSCEというのは、モデル患者のインフォームドコンセントを行い、所定の手続きをきちんと経て行われています。いわば、米国医療のモデル住宅、といったところです。

現実の「住まい」では、そう理想的にはいきません。貧しい患者さんを研修医が診る場合には、このような手続きは要しないのです。ただ同然で医療を提供しているのだから、研修医の教育に一役買うのは当たり前だ、と勝手に了解されています。裏を返してみると、米国の「下のほうの医療は」給料の安い研修医の労働力によって賄われているのです。

このような患者さんには、決まった医者に診てもらう権利がありません。事務員が「経済効果のために」どんどん開いたスペースにアポをとってしまうためです。今日はAという研修医に診てもらい、次にはBという研修医が診る。カルテの字は汚い。前の診療で何がされたかもよく分からない。これでは、質の高い継続的なケアは期待できません。毎回違う医者に同じ質問を何度もされるので患者さんはいつも不満です。いつも自分を診る医者がころころ変わるので、忌憚なく相談できる雰囲気も築けません。コミュニケーションの不足からくる、ミスも少なくありません。

米国の外来の診察時間は日本のそれに比べてとても長いですが、数字には見えない質の低さが、このへんにあるのです。

まじめな研修医は「もし自分以外の医者を割り当てられたらキャンセルして私の外来に来るように交渉してください」と患者さんに教え、同じ患者さんを続けて診ることができるような配慮を施すこともできます。しかし、それも研修期間の終わるまでの3年間の間だけ。研修を終え、アテンディングとなってしまえばもはや「金にならない」患者さんを診る理由はなくなります。かくしてこの患者さんは新しく来た研修医に主治医を変えなくてはならない。米国には医療保険の「全くない」人が4千万から5千万人いるといわれています。しかし、さらに5千万人ほどが、メディケアやメディケイドなどの公的保険しかもっていないことを知る人は、あまり多くありません。こういう人たちは継続的な医療を受けることはできず、能力に劣る研修医を主治医に持つことを強いられるのです。が、研修中は自分の臨床能力を伸ばすのに夢中で、自分がそういう人たちを「実験台」にすることで研鑽させていただいているのだ、という事実には気がつかないのです。

■患者中心の医療、そのいかに困難なことか

米国人の多くの研修医が、高額の医学校の学費のローンのために借金まみれです。より安定した生活を求めて途上国からやってくる外国人の医師も少なくありません。彼らは自分たちの生活のために医者をやっているのであって、研修医時代は、将来いい暮らしをするためのステップに過ぎないのです。あくまで通過点なので、できるだけ能率よく通過したい。一人一人の患者さんにその過程を煩わされたくは、ない。

私のように日本から来る研修医は全くまれなケースです。日本にいたほうがむしろ経済的には恵まれているので、米国で研修する動機付けは純粋に医学の研修のため、と「研修そのもの」が目的になっています。いわば「武者修行」なのですが、功を焦るばかり、やはり自分が米国医療の一員であり、患者さんにとっては一人の大事な医師だ、という意識を持つことができなくなっていきます。米国に来る日本人で、「自分の力をいかに伸ばすか」「どこまでいい施設に自分がポジションをとることができるか」というのはよく話題に登ります。が、「自分の患者のケアをいかによくするか」という話題が盛り上がることはほとんどありません(日本ではこういう話題がでることは少なくなかった)。そもそも役割分担が過ぎて「自分の患者」という意識が持てない、いわゆる「主治医感」に欠けているので、仕様のない話ではあるのですが。

■はじめにことばありき

移民が多く、初等教育の普及にあまり力を入れていないこともあって、「研修医の外来」に来る患者さんの教育は大変です。パンフレットを渡しても文字が読めない。スペイン語やロシア語などの母国語しか解さず、英語をしゃべらない人も少なくない。確かにこういう患者さんとのコミュニケーションは難しい。医師の中には「またヒスパニックの患者が来ちゃったよ」とあからさまにいやな顔をするものもいます。

私もヒスパニックの患者さんを診るときは苦労しました。スペイン語は学生時代にかじっただけで、ろくに会話もできません。けれども、自分が英語で苦労していただけに、患者の苦悩はよく分かりました。彼らの多くは中年を過ぎてから米国に移り住んだ人たちです。その年で英語を学ぶ、というのは簡単なことではないでしょう。米国では質の高い教育は高額なので、その費用を捻出するのも一苦労です。「アメリカに住んでるんだから英語を勉強すればいいんだ」という、いかにもな正論は強者と勝者の論理、でもあります。

外国語の勉強が好きな私は、趣味と実益を兼ねてスペイン語を再勉強することにしました。後に、熱帯医学を勉強するためにペルーにもいきました。スペイン語は前よりずいぶんましになり、後々までずいぶん役に立っています。

夏目漱石の「明暗」の続編を書いた文学の天才、水村美苗さんは小さいころにニューヨークに住み、英語ができないことを苦にしていたといいます。そういう経験があると、なぜか英語以外の外国語を勉強したくなるのだそうです。水村さんはコロンビア大学に入り、フランス語を専攻しました。

米国人や、その他英語を母国語にする人には、英語ではどう頑張ってもどこかで勝てない部分があります。それはイディオムの豊富さだったり、アクセントであったり、テレビの有名なタレントの名前やその人の得意なギャグだったり、そういう些細なことです。いかに些細なことでも、それは私たちに抗いがたい劣等感を植え付けるに充分なのです。

逆に、英米人は他国の人に比べ、外国語が苦手なことはよく知られています。英語ができると外国語を学ぶ必要性が薄れるからでしょう。3ヶ国語ができる人は、Trilingual、2ヶ国語ができる人はBilingual、1ヶ国語しかできない人は、Americanというのはそういう実態を揶揄したジョークです。

フランス語を学んだ水村さんは、英語のコンプレックスを「高級言語の」フランス語ができる、という事実で克服しようとしたのです。私にも、この気持ちがよく分かります。スペイン語にのめりこんだのも、英語で勝負できないわたしの一種の代償行為であったのかもしれません。

脱線ついでに言葉の話をもう少ししましょう。

ニューヨークのような、他民族の混在する場所ではあまりにアクセントの数が多すぎて、最初はそれに慣れるのが大変です。逆に言うとニューヨークは各民族の英語のアクセントに寛容で、外国人には住みやすい、という言い方ができるかもしれません。外国人の少ない米国中南部では、アクセントのある英語で肩身の狭い思いをすることがよくあるそうです。

英国で比較言語学を学んだとき、最初に教わったことがあります。それは、「いい英語、悪い英語、というのはない」ということです。

英国は小さな国ですが、地域によって英語の発音には極端な発音の違いがあります。ランカシャーの英語、コックニーの英語、アイリッシュの英語、スコティッシュの英語、これが同じ言語か、といいたくなるほどそのアクセントは多彩です。しかし、それはその地域、地域での「正しい」英語なのでして、ランカシャーの英語が正しくてアイリッシュのそれが間違っている、ということはありません。その、優劣も存在しません。「マイフェアレディー」のヒギンズ教授はそうは考えなかったのですが、最後にイライザの心に打たれて「きれいな英語」の愚かさに気づくのです。

クイーンズイングリッシュも、ニューヨークの英語も、その地域での「アクセント」であり、それがインド人の英語やエジプト人の英語に勝っているわけではないのです。

ニューヨークの病院では、多くの民族が働いています。フィリピンから来たナース、アラブ諸国から来た技師、ハイチから来た医者、などなど多彩多様です。日本から来た医師で、ときどきフィリピンやアラブ訛りの英語を馬鹿にする発言をし、私を悲しい気分にさせることがあります。また、自分の英語をこっけいなくらいにアメリカ風に矯正しようとして失笑を買う場合もあります。日本語訛りの女性の英語はむしろ「チャーミング」だといって好まれる場合もあるのに。もっとも、私のような日本の男の英語がチャーミングに響いた例は未だ、ありません。

閑話休題

医療研修といえども医療行為です。患者のために尽くすことこそ、最大の目標であり、プライオリティであります。が、私は米国まで来て医療研修をしているのだから、と武者修行気分で「自分が、自分が」という意識にとらわれ続けていました。業務の間に論文を書いたり、カンファレンスでいい発表をして喝采を浴びたり、次のステップで「有名な病院」に就職する、いいポジションを取る。そういうことだけが頭を占領しそうになっていたのです。

■それでも期待される、アメリカ

もうひとつ、私が間違っていたのは、米国人は論理を重んじ、自由に議論ができる、という過度な期待です。

大学に入ったばかりのとき、英会話の勉強をしていてこう教わりました。米国ではディベートというのがあって、誰でも論理的に自由に議論をする文化がある。日本のような本音と建前で本当は何を言いたいのか分からない、ということはなく、議論の後で人間関係がこじれることもない。

これは、半分は事実でした。たしかに、来たばかりのときは研修医が上司と丁々発止と活発な議論を行い、学生も常に盛んに発表してずいぶんアカデミックだなあ、と思ったものです。

が、長く居て、よくよく観察すると、そうことは簡単ではないということが分かってきました。

本当の本当に優秀な研修医は、カンファレンスでも一言か二言くらいしか発言しません。べらべらしゃべるのはむしろ中の下くらいの研修医です。彼らの言っていることはよく間違ってもいるが、いつも自信満々です。アテンディングも、本当に優秀な人はちゃんと議論ができますが、いつでもそうである、と甘えるわけにはいきません。無知なアテンディングの面子をつぶすような発言を不用意にすると、人間関係はすぐに壊れてしまうのです。

こちらの人間はすぐ顔を真っ赤にして怒ったりすることはないのです。見た目はクールで、議論中に感情的になることもあまりありません。しかし、明らかに人間関係には溝が生じてしまいます。陰口をたたかれる。見えないところでの、嫌がらせがある。本音と建前の格差が大きいのは、むしろ米国のほうでした。

米国の医学界は、他の産業から見ると今でもずいぶん閉鎖的だといわれます。例えば、イチローが米国に来たとき、君は米国では経験がないからメジャーでやる前にマイナーで3年やる義務があるよ、といわれたらどうでしょう。そんな狭量なことを、米国野球界の人は決して認めはしないでしょう。

一方、病院は屋根瓦とか、ピラミッドとかいわれる構造をとり、1年めの医者は最下層にいていつも下働きです。いくら優秀だからといって、飛び級で出世したりすることはほとんどありません。外国でいかに実績があっても、必ずインターンからやり直しです。医学界というのが、他産業と比較してみるといかに閉鎖的であるかが分かるでしょう。

ヨーロッパなどの国でたくさん経験をつみ、すでに専門医並の実力があっても米国にくれば下っ端のインターン。下の医者はいつも上の言うことをきかなければなりません。下手に上の間違いを指摘すると、生意気なやつらだ、といって胡散臭がられます。

私の部下には、エジプト出身の医者がいました。彼は腎臓内科の専門医をすでに取っており、キャリアも充分で医者としての実力は明らかに私よりも上でした。いっしょに集中治療室で仕事をしていたときも、電解質異常の管理などで分からないことがあると、私は彼に質問することにしていました。上司よりも明らかに知識も能力もあり、質問するのに、彼以上に適切な人物はいなかったからです。しかし、彼のラウンドでの活発な発言は必ずしも上司の覚えがよくなく、だんだん彼の顔から笑顔は失せ、寡黙になっていきました。「どうせ言ってもむだだし」と彼は私に言ったものです。

これを、「米国」医学界の特徴、というのはフェアではないでしょう。エジプトでは病院はもっと閉鎖的であったと思いますし、米国の病院は世界的に見てやはり比較的自由で開放的であるからです。

ただ、米国の医学界は他の分野ほど、あるいは日本で喧伝されるほど、自由で開放的なわけではない、ということはお分かりいただけるでしょう。

人間というものは世界中どこへ行ってもそんなに変わらないものです。面子もあるし、感情的にもなる。米国にいれば、自由で論理的に議論ができる、というのはむしろ私の甘えであったのでしょう。米国での研修が、別に大きな夢でもなかった私ですが、やはり心のどこかで過大な期待と甘えがあったものと見えます。

相手も自分と同じ人間なんだ、という気持ちになれば、議論をするべき時と人が分かってきます。気を利かせることもできるようになります。皮肉な話ですが、そういう気分になると、難しいと思っていた日本での議論もさして困難ではない、ということに気がつくようになっていきました。

■そして時は過ぎる

3年間の内科の研修を終えたのは2001年の初夏のことです。外来に来る患者も常連ばかりになっていました。半分はスペイン語しかしゃべらないヒスパニック。市内の別の病院で感染症科のフェローになることが決まり、このまま自分の患者も連れていって診続けたいと思いましたが、フェローの間は一般内科の外来を持つことは許されませんでした。せめて、一般勤務時間外でと思いましたが、グリーンカードのない外国人はバイトをしてもいけない、といわれました。内科の専門医資格をとっても、同じ市内で私に診てほしいという患者がいても、そして彼らを私が診たいと希望しても、「制度」というのはそういうごくごく簡単そうなことを許すような度量もなく、現実主義者でもなかったのです。

フェローになり、研修年度があがるにつれ、仕事は楽になっていきました。結婚し、子供も持つようになり、私も病院以外の暮らしを見つけ、それを重視するようになっていきました。時間的余裕もでき、以前なら目を通す時間もなかった新聞もきちんと読めるようになりました。インターンの時には全く見えていなかった米国の医療制度も勉強しだしました。患者が中心にない医療という現実に気づき、それに違和感も覚えるようになりました。

しかしその一方で、病院ではおとなしく立ち回っていたほうが有利だということもだんだん分かってきました。たとえ患者が不遇を囲っていても四の五の言わないようになりました。堕落したのか、人間的に成長したのか、今でも分かりません。

フェローが診るのは、やはり大半はろくな医療保険のない患者さんたちです。ニューヨーク市の場合、感染症科外来の9割以上を占めるのはエイズ患者です。ニューヨークのエイズ患者は薬物中毒患者が多く、外来にきちんきちんとやってくる人は多くありません。人格障害で医師ともめて、「もうこの患者は診たくないから、フェローのお前が診ろ」と放り投げられてくることもあります。米国には応召義務がないので、診療拒否は違法ではない。そういうわけで、いわくつきの患者たちが私の外来に集まってきました。

フェローシップは2年間。彼らも私が研修を終えたら他の医師に回されてしまい、継続的な医療は期待できません。しかし、少なくとも外来に定期的に来る習慣をつけること、薬をちゃんと飲むよう教育すること、このふたつを目標に現在悪戦苦闘中です。

Tさんは40歳の男性で、薬物中毒のためにエイズとC型肝炎ウイルス感染の既往があります。クリプトコッカス髄膜炎のために何度も何度も入院していました。クリプトコッカス髄膜炎になった患者さんは、2次予防のために抗真菌薬を常時服用する必要があります。Tさんは「いやー、薬は毎日飲んでんですけれどなんで何度も髄膜炎になるのかなあ」と笑っていました。

入院し、外来と同じ薬を服用させるといつも頭痛はさっとよくなっていました。薬を飲んでいないことは明らかでした。けれども外来にはきちんと来たし、いつもくだらない冗談を言っていたのです。限られた診療時間の多くは彼のジョークでつぶされ、陽気な彼に私は苦笑せざるを得ませんでした。

そのTさんが、ある日再びひどい頭痛と吐き気を訴え、救急室にやってきました。髄液検査でクリプトコッカスが見つかり、再発していたことが分かりました。病棟の医師は（米国では医療保険の悪い患者は研修医とそのチームの指導医がケアをし、私が主治医になることはできません）、「再発しているからアンフォテリシンで治療しよう」と決めました。毒性の大きいアンフォテリシンBを使うのを私は普段嫌うのですが、上司である彼の決定を覆すことはできません。また、覆そうという努力もしませんでした。

10日たって、Tさんは腎不全で集中治療室に入院しました。尿毒症があり、肝不全も合併していました。予後は悪いことは明らかでした。アンフォテリシンBによる腎毒性が原因と思われました。数日後、Tさんは息を引き取りましそた。

薬の副作用による死亡。Tさんがヒスパニックではなく白人で、薬物中毒の既往もなく、エイズもなく、きちんとした医療保険があり、一定の収入があれば間違いなく訴訟のケースです。Tさんのような患者のケアは一定レベル以下になるのが常であり、これは全米的な問題です。訴訟はなく、家族はTさんはエイズで亡くなりました、というあいまいな説明をされただけでした。当のアンフォテリシンBを投与した医師は、自分のミスを悔いるどころか、「あんな患者」に集中治療室で莫大な医療費を使うなんて「倫理的に」間違っている。どうしてお前は外来でDNR（Do not resuscitate。重篤な状態になる前にあらかじめ自分が過度な医療を受けないよう言明しておくこと）を取っておき、彼が集中治療を拒否するよう勧めなかったんだ、と逆に私を非難しました。私には反論する気力もありませんでした。

日本も含め4年間という長い研修医時代を経て、フェローシップももうすぐ修了です。振り返ってみると、米国へ送り出してくださった東京海上メディカルサービス、受け入れてくださったSLRH、BIMCがなければこのような体験はとてもできませんでした。周りの方々の親切と運のよさでいま自分はここにいる。

研修行為は同時に医療行為でもある、という当たり前の事実に気がつくのには時間がかかりました。気づいた後は患者さんから教えていただいたことの多さに驚くばかり。ニューヨークで研修をし、ここで患者を診なければスペイン語を勉強したり、エイズ治療にいそしんだりすることはできなかったのです。ニューヨーク市という特別な場所で研修ができたことは本当にありがたいことでした。

一方、他のすべてがそうであるように、コインの裏面もまた真実です。実のところ、日本にいても米国にいても基本的に患者さんから学ぶ内容に大きな違いはありません。世界のどの国で勉強していても、臨床をしている限り患者がいなくなったりすることはなく、患者がいる限りどこにいても勉強は可能です。貧しいはずのペルーでも立派にレベルの高い医療を行っていたのを目の当たりにし、一番大切なのは高度な医療機器や最先端のネット教材ではないことを知らされました。そういう意味ではニューヨーク市もjust another placeだったといえます。

米国での留学期間は自分自身の心の変遷の時代でもありました。成果を挙げることばかりにあせってきましたが、ある意味ずいぶん遠回りをして、やっと最近スタートラインに帰ってきたような気もします。まあそういうのもありなのではないか、と最近では思います。

■感染症科とは何か―私の専門は感染症です―

感染症科？　そんなの聞いたことない？

うーん。無理もない。なにしろ日本ではこの科、とてもマイナーで、全然知名度がありません。

そこで、ここではご存じない方のために、私の日常業務、感染症科の仕事について紹介いたします。

私は感染症科のフェローです。

こういうと、日本からのマスメディアの方は決まって怪訝な顔をします。感染症科という専門分野もフェローというカタカナ文字にもお目にかかったことがないようです。私はそのたびに、説明に四苦八苦するのです。

日本に感染症科医は少ない。

いや、感染症科とか、感染症科医という肩書きを持っている人は結構いるかもしれませんが、真の意味で本当に感染症だけでやっている臨床医は10人もいないのではないでしょうか。ためしに日本経済新聞の医師データベースで感染症科医を捜してみようと思いましたが、そもそも感染症科というサーチタームすら存在しませんでした。それほどマイナーな存在なのです。

このことは欧州でも同じで、ドイツの友人に聞いたら感染症科というのはやはり非常にマイナーな科なのだそうです。コッホの三原則で有名な、かのロベルト・コッホの出身地にしてそうなのです。いわんや日本は、というところでしょうか。

米国は専門家王国です。山のような専門家が存在し、どちらかというとプライマリケア医の存在は影が薄い。すでに心臓内科も侵襲的心臓内科、非侵襲的心臓内科（カテーテルなどの手技をやらない医師を言います）、核医学心臓内科、弁膜症専門家、心筋症専門家と区分けされ、まぁなんと細かいことです。

米国の専門家の特徴は、必ずしも解剖学的に区分けをしない(これはドイツおよび日本が伝統的に行っていることであるが)ことです。従って、必ずしも臓器ごとに分けやすくない専門過程、たとえば感染症科とか、腫瘍学科などがわりとメジャーなのです。

したがって、感染症科医は髄膜炎から足の爪の真菌感染にいたるまで臓器にこだわらずに取り扱うのです。

さて、ではフェローとはいったい何者のことをいうのでしょう。米国には統一した研修医制度があり、ACGMEという団体がこの研修内容を仕切っています。内科は3年、外科は5年、というように各科によって別々に研修制度があり、現在厚生労働省がプランに描いているような、多科のスーパーローテーション制というのはあまり一般的ではありません。私は内科の研修を3年間ニューヨークの病院で終えましたが、この間は内科全般にわたって病院や外来のケアに携わるわけです。けれども、内科の3年を終えてもさらに専門過程を磨きたいと希望するものは多いのです。専門課程のほうが人気ありますから、米国では。

そこで、内科でもさらに細かく専門課程を研修することをフェローシップといい、フェローシップに参加するものをフェローと呼ぶのです。

心臓内科のフェロー、呼吸器内科のフェロー、感染症科のフェローと、各専門課程のフェローがいます。また、呼吸器科クリティカルケア、感染症アレルギー科などのようにいくつかの関連した専門過程を合わせたもの、核医学心臓内科や病院感染症コントロールのように専門過程をさらに細分化したフェローシップもあります。同様のフェローシップは内科だけでなく、外科や放射線科などの他科にも存在します。ACGME認定のフェローシップだけでなく、認定されていないフェローシップ、というのもあります。これらはACGMEがスポンサーにならないので、ボスの研究資金から給料が出るか、ひどいときには無給、ということもあります。

フェローとは、いわば一人前の専門家になるための訓練期間ですから、常に指導医がついています。けれどもフェローは、一般の研修医過程は修了させており、たいていの場合は内科専門医資格もとっています。いってみれば、内科医としては独り立ちできる存在なのです。したがって、研修医時代は「Dr. ○○、これでよろしいでしょうか」とかしこまって指導医を対応しているのですが、フェローはファーストネームで指導医を呼び捨てにし、家族の話とかも気軽にしあう、より仕事仲間に近い存在になる傾向があります。が、所詮は訓練中の身、給料は研修医に毛が生えたくらいしかもらえないのが、悲しいところ。

感染症科医の仕事は多岐にわたります。普段は病棟の入院患者の複雑な感染症のマネージメントについて相談を受ける、いわゆるコンサルト業が主な仕事です。骨髄炎の診断方法を教えてほしい。この尿路感染症は何日抗生剤をあげたものだろうか。この患者はペニシリンアレルギーがあるのだけれど、何が代替の抗生剤だろうか、などと言う質問を研修医や指導医から電話でもらい、それについて適切な回答を行うわけです。フェローが患者を診、ノートを書いてこれを指導医に確認してもらう。時に指導医からケースに関連したレクチャーをもらうこともあり、逆にフェローが関連事項を調査して発表することもあります。当然、病棟にいる研修医や学生に感染症科の管理を指導するのも大切な仕事です。私の勤務する病院は教育病院で研修医がたくさんいます。ただ「メトロナイダゾール（とこちらでは発音する）500mgを経口、1日2回」とノートに書くだけでは意味がありません。なぜほかの抗生剤ではなくメトロナイダゾールなのか、なぜ経口なのか、なぜ1日2回なのか、ということを薬理学、微生物学的知識と臨床試験の結果を示しながら研修医、学生に教えていくわけです。感染症の治療法など10年も経つと大きく変わってしまいます。これは他のどの科目とも変わりません。新薬は開発されるし、耐性菌の特徴も変わる。薬の内容よりも、考えるプロセスが大いに大切なのです。ですから、私たちフェローはこのような教育のプロセスを大事にしよう、と教育に励むわけです。

とかなんとかいうと、いかにも感染症科のコンサルトはかっこいい仕事をしているように聞こえてきますね。もちろん、そんなにいい話ばかりではありません。患者を診るのが面倒くさいから熱の管理は感染症科コンサルトに任せておけ、マネジメントに自信がないから訴えられないように専門家の一筆をもらっておこう、そういう不届きな指導医や研修医も大変多いのです。「今、熱が出たんだけどわけわかんないから診にきてほしい」とか「肺炎の患者でもうよくなっているんだけれど、一応感染症科のノートを一筆ほしい」というコンサルトをもらうと、多忙な身には結構ガックリこたえます。

患者さんに何か問題がおきたとき、その問題の認識と対応は頭を使う時間です。発熱なら発熱で、なぜ熱が出たのか病歴と身体所見から推察します。内科医にとって、最も楽しい思考過程の時間です。が、マネジドケアという超管理医療が流行の米国では、頭を使って考え、文献を引いて調べ、というのんきな医療はもはや許されなくなってきています。時間を節約したくなる、頭を使うのが、本を読むのが面倒くさくなる。よし、コンサルトを呼んでおけ、という「とりあえずコンサルト」が横行します。

これに医療訴訟が拍車をかけます。ごぞんじのように、米国では大変訴訟が多いのです。医師はよく訴えられる。そのとき専門家を呼んでおけば、自分のマネジメントに保険がかかり、万一訴えられても責任をそちらにおっかぶせることもできる、というわけです。専門医は体のよい避雷針、というわけですね。

熱が出たら感染症科、頭痛が起きたら神経学科、おなかが痛いと消化器科、貧血があれば血液内科と何でもかんでもコンサルトに任せるひどい医師も、たまにはいます。患者も何人も違う医者がとっかえひっかえやってくるので、「私の医者はいったい誰なの？」と悲鳴を上げる始末です。ある医師から「虫垂炎のマネジをしてくれ」と感染症科の私が呼ばれました。手術しないでマネジしてほしい、と難題を持ちかけられました。ふとカルテを見ると消化器科もコンサルトに呼ばれている。何で？　とその消化器科のフェローに聞いてみたら「悪心嘔吐が出たので消化器的にワークアップしてほしいんだとさ。こんなの虫垂炎があるからに決まってるのにな」とこぼします。

こっちの気分も悪くなってくるような気がしてきます。

そうはいっても、病棟でのコンサルト業とはある意味気楽な商売です。患者のマネジメントについて自分の意見を述べるだけでよい。患者のケアについて責任をとる必要はない。毎日電解質の異常や看護師の薬の出し間違い、ソーシャルワーカーや家族との談判などに神経をすり減らされる必要もない。患者を診、意見をいう、いたってらくちんな仕事なのです。

もちろんこれはあくまで方便ですよ。何から何まで楽というわけではありません。ある医師が患者の診療をするとき、たとえば薬の選択をするとします。この場合主治医は「AとかBとかいろいろあるけどまあAを5日くらい使っとけ」という感じで、比較的いいかげんに選択することも可能です。よほどの間違いを犯していない限り、これでも結構患者はよくなったりするものです。ことに抗生剤の選択の場合、「効く」という点にのみ焦点を当てればそれほど難しいことはありません。高価な広域抗生剤をつかっておけば、たいてい「当たり」だからです。

コンサルトになってしまうと、こうはいきません。仮にもプロフェッショナル、エキスパートとして医師に意見を求められているのですから、いいかげんな対応は許されないのです。抗生剤の選択にしても患者の特徴に従って最適と思われる選択をしなくてはなりません。また、単に効く薬を選択するのみでなく、できるだけ耐性菌の問題が生じない、つまり「峡域スペクトラムの抗生剤」を選択することが大切になります。峡域スペクトラムの抗生剤の選択、それはある意味はずれのリスクを犯すことになります。効かない抗生剤を選択した場合、患者はよくならない可能性が高いわけですから（それでもかってによくなってしまうことも、あるところが、つらいところ）。従って感染症科医ははずれを引かないよう患者の病態について執拗なまでに追求するわけです。この患者のMRSA感染のリスクは大変低いので患者はオキサシリンを与えておけばいいだろう。この患者はウイルス疾患の可能性が高いので抗生剤は要らない。こういった選択を逐一していくわけです。

自然、病歴聴取や身体所見は微に入り際にわたります。家族歴から旅行歴、ペット、職業、趣味、異性（時に同性）関係にいたるまで、まるで探偵のようにしつこく追及するのです。

「最後にセックスしたのはいつですか、だれとですか。コンドームしてました？」みたいな、日常の社会生活で紳士淑女がとても口にできないような質問を、大の大人に、赤の他人にしてしまうのです。

感染症科医に陰険な性格が多いと、（特に外科系の医師から見ると）評判が悪いのはそのためなのかもしれません。

感染症科医の仕事はコンサルトだけではありません。

病院内感染症コントロールは、感染症科医の大きな業務のひとつです。

患者一人を治療することは重要ですが、他の患者に害を及ぼさないよう留意して治療行為を行うことも等しく重要です。むやみやたらな抗生剤の使用は病院内の耐性菌を生んでしまいます。それは、抗生剤を受けた患者の感染症を治療するかもしれませんが、回りまわって他の患者の不利益につながる可能性もあるわけです。感染症科医はサーベイランス*24に参加して病院内の細菌層の把握をし、耐性菌の発生予防に日々努めているのです。もっとも最近は感染症専門のナースがいて、彼らに仕事を委託してしまっていることが多いですが。

感染症コントロールナースという専門の看護師が、米国にはいるのです。専門家集団の多い米国の面目躍如といったところでしょうか。

そのほかにも、ケースマネージャーがいる。コーディネーターがいる、データを処理する統計学者がいる、というわけで、医師以外の多くの人材に支えられて効果的な感染症のコントロールが

*24 surveillance。監視、監査のこと。感染症のサーベイランスの場合、院内感染の数や耐性菌の割合などを調査することを指す。

行われるわけです。

私の勤務するベスイスラエルメディカルセンターは院内感染発症数がマンハッタン内でもとりわけ少ないのが特徴です。その実績は圧倒的な数のスタッフによって支えられているのです。感染症コントロールの専門家が10人以上いるベスイスラエル病院のような施設は、米国でもそんなには見られません。

私たちは日々、手術室の空調からドアの構造、医療器具の選択、消毒にいたるまで細かくチェックし、感染症の予防にあたっているのです。

感染症は、一般的に治る病気ですから、外来診療というのはそんなに多くはありません。糖尿病や高血圧は10年経っても治療を有しますが、肺炎やふつうの腎盂腎炎を10年も治療する、というのは、まあありえないわけです。したがって、感染症科医の仕事は大きな病院にあることが多く、診療所や外来では感染症科医が活躍できる場は、あまりありません。

では私は外来を持っていないのか、というと、実はもっています。

外来は主に一般感染症科外来とHIV外来に分けられます。HIV外来があることは医療従事者にとっては理解のしやすいところでしょう。エイズは、感染症の中でも例外的に慢性的な経過をたどる疾患です。おまけに1990年代後半から定着した抗ウイルス剤多剤併用療法（頭文字をとってHAART療法と呼ばれている）のために、重症化するエイズ患者が激減し、現在は、ほとんどの患者は外来でフォローされているのです。

エイズ患者の外来治療は大変です。私の外来は午前中で、多くて5人くらいしか患者を診ません。日本の医師からすると、「なんて怠慢な」とお思いになるかもしれませんね。それだけ少ない患者さん数なのですが、実はこれでもぜんぜん時間が足りないのです。

抗ウイルス剤や日和見感染の予防薬のために、エイズ患者さんに投与される製薬はたくさんあります。おまけに、これらの薬は投与方法もばらばらで、空腹時に飲んだり食事とともに飲んだり、複雑なことこの上ありません。さらに、抗ウイルス剤はちょっと飲み忘れるとあっという間に耐性が生じてしまい、役に立たなくなってしまいます。

と、いうわけで、患者への投薬指導は手間隙もかかるが重要な仕事になってくるのです。ニューヨーク市の場合、患者が麻薬常習者や貧困層である割合が高いこと、米国では教育レベルの差が激しいので、貧困層では充分な教育の機会が与えられていないのも、投薬指導を困難にしている一因です。

例えば、ちゃんと外来に来るように患者さんにいって、次の外来予約日を教えます。患者さんは記録したり記憶したりする習慣がないので、「ついうっかり」次の外来予約を忘れてしまいます。電話をかけると、この電話は支払いが滞納していてすでに電話線が切られてしまっています。しょうがないので電報を送って次の予約日に来るよう催促すると、なんとその患者さんは字が読めない。てなわけで、患者さんをきちんと外来に来てもらうだけでも、ものすごい苦労なわけです。本気でやろうとすれば。

私が東南アジアや南米でも経験したことですが、患者さんが薬を処方されると、それを飲まずにそのまま路上で売って金にしてしまうこともそう珍しい話ではありません。目先の金にしてしまわないで、将来までの命を永らえるよう薬を飲んでもらうのは、これまた大変な大変な仕事です。

エイズは感染症です。とりわけエイズは、性行為感染症です。私の仕事は単に目の前の患者を治療することだけではありません。その患者さんのパートナーについても知らなくてはなりません。もしパートナーがHIV陰性で、患者がそのパートナーに自分の病気を教えていない場合、長々とした話し合いになります。患者の病状を他人に話すのはプライバシーの侵害です。が、他人がみすみす疾病に罹患することを黙って見逃しにするわけにもいきません。この矛盾する問題に決定的な答えはなく、医師は患者との対話を続けることでその答えを模索するわけです。

このようなさまざまな事情があるために、どうしても一人にかける診察時間は長くなります。初診になると、病気の説明から始まり、ショックに泣き叫ぶ患者をなだめ、診察時間が2時間を越えることも珍しくありません。

さて、一般感染症科の外来では、心内膜炎や骨髄炎など長期の抗生剤の投与が必要なもの、エイズ以外の免疫不全者などを診ます。

そして、特徴的なのが旅行者医学です。

これは私のお気に入りです。

旅行者医学は、米国から外国に旅行をするときの医学的なアドバイスを行ったり、旅行から帰ってきて熱が出たりした患者さんのマネジメントをする外来です。途上国への旅行が特にフォーカスとなることが多く、また途上国で罹患する病気の多くは感染症のため、感染症科医がこの仕事につくことが多いのです。

アルプスやキリマンジャロを登山する人への高山病の予防、エコノミークラス症候群に対する対応なども指導しますが、なんといってももっとも問題になるのは外国での感染症なのです。

アフリカや南米、東南アジアでは米国内ではもう見られなくなった感染症がうようよしています。マラリア、コレラ、ペストなどの先進国では稀な感染症がずらりとそろっているのです。そこで地域ごとにその危険性を見積もり、必要な予防的抗生剤や、ワクチンを投与します。

学生時代から旅行や異文化体験の大好きだった私はこの外来が大好きで、患者と一緒にインターネットでカンボジアやマリ共和国の勉強をして、必要な対処法を指導します。そうしていると自分自身も旅行しているような気分になるから面白いですね。旅行の最大の楽しみは準備にあり、というのはけだし名言、なわけです。

ニューヨーク市の感染症科医は昔から多くの問題に取り組んできました。1970年代からはボレリアによるライム病、1981年にはエイズの最初の患者が発見されますが、もうこれは20年以上も前の話になります。最初はゲイの男性に起きる原因不明のカリニ肺炎が流行したのが、その端緒になりました。1999年には西ナイルウイルスによる脳炎がニューヨークで見つかります。北米最初の西ナイルウイルス感染です。そして2001年の炭疽菌テロ事件。イラク戦争に伴う天然痘予防、そしてSARS。まあ次から次へとよくやってくるものだ、とあきれるやら感心するやら。こちらは需要に事欠くことなく、多忙な毎日ではありますが。

■西ナイルウイルスの猛威

さて、その西ナイルウイルスの話です。1999年に初めて北米大陸に上陸したこのウイルスは、なぜか2002年に米国やカナダを席巻しまして、大いに広がってしまいました。原因はよく分かりません。

西ナイルウイルスは、髄膜炎とか脳脊髄炎といった病気を起こすアルボウイルスで、蚊によって媒介されます。このウイルスは西半球、つまり南北アメリカ大陸では見られない、と信じられてきました。とはいっても、すでにアフリカ大陸や、イスラエル、ルーマニアなどで流行を見せていたので、決して新しく発見されたウイルスというわけではありません。

ところが、1999年にニューヨーク州で初めて西ナイルウイルスによる感染者、そして死亡者が出たために、たちまち米国はパニックに陥りました。そして2002年、西ナイルウイルスは予想以上の広がりを見せ、患者さんは増えつづけたのです。

西ナイルウイルスは蚊を媒介にして感染します。蚊がいない場合は感染は起きません（ただし、細かい例外は、あります。最近では臓器移植や輸血、授乳による感染の可能性も示唆されています）。このような蚊を媒介にするウイルスには、例えば日本で有名なのには日本脳炎ウイルスがありますね。世界的に見ると、蚊を媒介して感染するというと、寄生虫のマラリアが有名です。厄介なことに、西ナイルウイルスはカラスなどの鳥にも感染するため、全米中にあっという間に広がっていったのでは、と考えられています。

米国疾病管理センターCDCのホームページで西ナイルウイルスの現状を知ることができます（http://www.cdc.gov）。1999年から2001年までは、東海岸にしかみられていなかったウイルスですが、2002年9月16日現在、西ナイルウイルスは全米中に広がっています。ルイジアナ、テキサスといった州が大打撃を受けていますが、鳥や人からウイルスがまだ検出されていないのは、ユタとかネバダ、アリゾナといった田舎（失礼！）だけで、西海岸のカリフォルニア州でもすでに患者さんが見つかっています。

1999年にこのウイルスがはじめて米国で見つかったとき、いったいウイルスがどこから来たのかが大きな謎でした。これは未だに謎のままで、現在でも分かっていません。当時のニューヨーカー誌の論文にはテロリストによるウイルスの撒布説まで載っていました。9.11の多発テロ事件以後、上院議員の中には西ナイルウイルスとテロとの関係を疑うコメントをするものも出だしました。

それに反して、西ナイルウイルスは感染してもほとんどの人は症状を示さず、テロ行為としてはきわめて効率の悪い方法である。「だから」テロの関与は考えられない、という意見もあります。

しかし、2002年、全体で西ナイルウイルスにより284人の死者が出ています。2001年の炭疽菌騒ぎでの死者はたったの5人。こうして考えてみると、「効率が悪いから、テロではない」という理屈は通らないと思えるのですが、いったいどんなものでしょう。謎は深まるばかりです。謎、といえば炭疽菌事件もまだ解決をみていませんが。

西ナイルウイルスにはいい治療法がありません。現在多くの医師が治療法を模索中で、ニューヨークではインターフェロンによる治療の治験が進んでいます。ワクチンも開発が進んでいるといわれていますが、実用化には至っていません。

世界に視野を広げてみれば、最近、これまた蚊により感染するデング熱が大流行です。みなさん、どこに行くにしても蚊には刺されないよう、ご用心。

■はじめての、エイズ

呼吸苦を伴う亜急性の肺炎、ニューモシスティスカリニ肺炎がロサンゼルスのホモセクシャル男性の間で流行ったのが1981年です。それから20年以上経ちました。当時この病気がこれほどまでに世界中に大きな影響を与えると誰が考えたでしょう。そう、当時原因不明だったこの肺炎は後天性免疫不全症候群、いわゆるエイズの症状だったのです。

2001年。エイズ発見20周年を機会に、ニューヨークタイムズは連日特集を組みました。6月4日はエイズがいかにニューヨークの医療社会を大きく変えたかを解説しました。

エイズの蔓延により電話のホットラインや社会的なサービスが飛躍的に進歩しました。他の病気に関する医療福祉にもエイズは大きく影響を与えたのです。ニューイングランド・ジャーナル・オブ・メディシンも大きな特集を組みました。2001年6月7日号には癌治療で有名なスローン・ケタリングのセプコビッツの総説が載っています。

2000年終わりまでにエイズは2,100万人の命を奪いました。東京都の全人口をはるかに上回る数の人間がたった20年で命を失ったことになります。当時は病気の原因がわかりません。やれ性欲を高める薬の副作用だとか、他人の精子に対する免疫反応の異常だとか、挙句の果てはホモセクシャルや麻薬中毒患者への神の罰である、という者まで現われ、事態は混乱を極めます。1984年の5月です。レトロウイルスという種類の感染症が病気の原因「かもしれない」と提示されたのは。そしてこのことが、米仏の病原体発見競争による科学者の醜態を見せたり、最近の日本のエイズ訴訟の有罪無罪に関わる争点にもなるのですが、ここではそういうことには深くは立ち入りません。ちなみに汚染された血液により感染が起きる「かもしれない」といわれはじめたのは1982年のことです。

治療の方も混乱を極めます。中国キュウリの根が効くかもしれない、いや、鶏の卵黄がよいんだ、という説が実しやかに広がり、試験され、失望を招きました。80年代には後にエイズ治療の根幹のひとつとなるヌクレオチドアナログが開発されましたが、その効果もはっきりしていませんでした。そうして90年代になります。私が医学生になったのもこのころです。90年代初頭は、ヌクレオチドアナログの単剤投与がエイズに効果がない、という失望的な発表から始まり、94年に横浜で開かれた国際エイズ会議で明らかにされました。

しかし、です。96年になって事態は一変します。抗エイズ薬を組み合わせて多数用いることでウイルスの効果を劇的に抑えることに成功したのです。現在ハート（HAART）療法と呼ばれているその方法は未だにエイズ治療の基本をなしています。米国ではエイズによる死亡率や入院がこの年を境に劇的に減少します。

しかし、新しい治療は世界のエイズ事情を好転させはしませんでした。現在世界のエイズの7割はサハラ砂漠以南のアフリカで起きています。そこでは高額なハート療法をまかなえる患者はいません。だれもが、失意のうちに死んでいくのです。

私は学生時代からエイズに関わってきました。その後10年以上が経っています。エイズの歴史は私の医療関係者としての歴史であり、この節目の年は全く、感慨深いものでした。

■院内感染

70年代というと、まだ米国も入院日数、人数ともにとても多かった時代の話です。最近では入院日数が減っているので院内感染は減っているのでは、という指摘がありました。バイアス抜きで比較するのは困難なのですが、逆説的に、現在のほうが70年代より院内感染のリスクは高いのだそうです。そのもっとも「らしい」理由は、昔は待機オペの患者さんとか、比較的健康な人もよく入院していた。今入院している人は本当に重症の患者さんだけ。例えば4人部屋だと、昔はそのうち1人だけが重症だったが、今は全員そう。重症患者さんであることはそれだけで院内感染の独立したリスクファクター。おまけにこういう患者さんはセントラルライン*[25]だのフォーリー*[26]だの危険がいっぱい。

というわけです。

さて、経済感覚が極めて鋭敏な米国の病院は、このデータを見て院内感染対策に真剣に取り組もう、というインセンティブを与えられたでしょうか。残念ながらそうはなりませんでした。

たしかに院内感染を減らせば医療費そのものは下がりますが、感染が起きると「肺炎」「尿路感染症」という新しい診断名をつけることができます。米国はDRG*[27]ですから、診断名を増やせばその分病院への支払いは増えるわけです。国レベルで大きな視野で考えれば院内感染対策は大変コスト効果があるようなのですが、病院レベルになるとその効果は目減りしてしまうのです。同様な構造が日本にもあります。日本は治療の量だけ請求できますから、やはり院内感染対策の経済的なインセンティブがないわけです。

---

[25] central line。中心静脈といわれる大きな静脈から入れるライン、管。ラインの脚注[16]参照（p 137）。

*[26] Foley catheter、フォーリー・カテーテルの略。尿路カテーテルのことで、一般に医師はフォーリーと呼ぶ。

*[27] DRG制、diagnosis-related groupの略。日本が従来行ってきた出来高払い制ではなく、診断名にしたがって一定の支払い報酬が前もって決まっている医療報酬の支払い制度。医師は投薬や検査を少なくすればするほど差額を収入にできるので、医療費削減に貢献する、と考えられた。

経済の話はここで終わりではありません。

CDCは80年代後半くらいまでは病院に常時の院内感染サーベイランスを推奨していました。また、その結果を数値化するために標準化したデータベースを作り、各施設から同じ基準でデータを集め、CDCが管理するという画期的なアイディアを実行しました。これがニス・システム（NNIS system、The National Nosocomial Infections Surveillance System）といわれるものです。

ここまでは、よかった。

私の記憶が確かならば、これは親父ブッシュの時代だと思うのですが、CDCの予算が枯渇してしまいました。膨大なデータを処理するマンパワーが足りなくなってしまったのです。しかたがないのでCDCは「コストエフェクティブではない」という理由で常時行っていたサーベイランスを1年間に3ヶ月だけに制限する「ターゲティッド・サーベイランス」というものに格下げしてしまったのです。おまけに、これ以上多くの病院のデータは取り込めない、ということでNNISに参加していた病院が400程度になったところで止めてしまいました。「私もNNISに参加したい」という病院が現れてもCDCは断っているのです。したがって、厳密な意味では米国のすべての病院がCDCの標準化した院内感染サーベイランスを実行しているわけではありません。80年代にCDCが出した見積もりどおりに米国の院内感染が減らなかった理由のひとつは、この辺にあると私は踏んでいます。

自由競争に任せていれば勝手に質は向上する、というベンサム*28ののんきな想定は医療に関する限り当てはまらない、というのが私の考えです。子ブッシュの現在、院内感染の現状を改善させよう、という強い国の姿勢はまったく感じられません。

日本も前途多難で、黄色ブドウ球菌や、緑膿菌、セラチアといった「おみず系」の菌に相当苦しめられていますね。ただ、平均値では相当悪くても施設によって相当なばらつきがあります（もっというとちゃんと調べていない施設のほうが多い）。MRSAが3％以下の優等生もたくさん目にしてきました。これらの病院が将来災いに悩まされないよう、国が本気になって支持してやる必要があります。昔の衛生事業のように、(そしてオランダやベルギーが現在行っているように)国が音頭を取ってがんばらないと、取り返しのつかないことになります。

結論を言うと、院内感染に限って言えば、日本と米国は世界の中ではいずれも後進国といってよく、耐性菌の発生率といい、院内感染のアウトブレイクといい、いい勝負だと思います。

米国ではプロの感染症科の医者がたくさんいます。それに感染症コントロールチームはたいていの病院では完備されており、サーベイランスも先進国の中では最も充実しています（ドイツやカナダなどの先進国ではサーベイランスは最近やっと軌道に乗ってきたばかり。また、日本では現在でもサーベイランスをきちんとしている病院は少数派といえます)。抗生物質の使い方のクリティカルパスが整備されている病院も少なくありません。

しかし、しかしです。残念なことにこれらの諸制度は結果を伴っていません。米国の院内黄色ブドウ球菌はほぼ半数がMRSAです。*Enterococcus faecium**29にいたってはVRE*30のほうが多数

---

*28 Jeremy Bentham（1748-1832）。ジョン・スチュワート・ミルとともに功利主義（Utilitarianism）を唱えた英国の学者

派を占めている体たらく。最近では抗生剤にまったく反応しないアシネトバクターが出ており、病院内は魑魅魍魎(ちみもうりょう)といった感じです。最近ではレボフロキサシン耐性の肺炎球菌が臨床的に問題になり始めています。

なぜ、このような制度と結果（アウトカム）に大きなギャップが生じてしまうのでしょうか。

オランダではMRSA発生率が病院内でわずかに1％以下に過ぎません。英国のイングランドやウェールズ、ベルギー、ドイツなども耐性菌が極めて少ない地域です。もちろん、欧州にもスペインなど耐性菌に苦しめられている国もたくさんあるので、ヨーロッパだからいい、という結論にはなりません。

日本の感染症対策がお寒い限りなのは私も同感です。しかし、なぜ感染症対策が「完璧」に近い米国でもうまくいかないのでしょうか。なぜオランダやベルギーではうまくいっているのでしょうか。私はここではあえて答えを出しませんが、この現実の意味するところは大変大きいと思うのです。このことから、日本や米国の医療の本質が見えてくるのです。

---

*29 腸球菌と呼ばれる細菌の一種で、尿路感染症などさまざまな疾患を起こし得る。

*30 vancomycin resistant enterococcusの略。耐性菌に効果の高かったバンコマイシンという最後の切り札的な抗菌薬がある。これにすら耐性ができてしまった、という耐性菌の成れの果てのような腸球菌である。最近ではVREに効果のある抗菌薬が開発されており、治療は可能（今のところ）。

第3章

9. 11を越えて

以下の文章は、2001年の9.11以降、私が遭遇したさまざまな経験を、村上龍氏が主催するメールマガジン、JMMに掲載したものです。当時は混乱と興奮があったり、情報の交錯があったりして、今から読み直すと変な文章もたくさんありますが、ある意味それも息吹を感じさせるものにもなっていますので、そのままにしました。さすがに明らかに事実の誤りについては、括弧の中で訂正しています。

バイオテロについては、このときの経験も踏まえて、集英社新書に『バイオテロと医師たち』という本にまとめてあります。いろいろ事情があって、著者名は本名を使えず、「最上丈二」という名を使っていますが。

1.

2001年9月11日の午前8時半から、私は、日本から招かれたある著明な医師の基調講演を聞いていました。

9時15分過ぎ、講演と質疑が終わったあと病院の内科長が沈痛な面持ちで連絡事項を言い渡しました。彼はやや早口で飛行機が世界貿易センタービルにぶつかったこと、以後の連絡を待つように、と簡単に指示しました。

この時点で、私はこれを単にセスナか何かが間違ってビルにぶつかってしまった程度の事故だと思っていました。ある程度の死傷者もでるだろうし、それはそれで大変な事故ではありますが、その後実際に起きたことを予想することなどとてもできなかったのです。

同僚が、どうもぶつかった飛行機は2機らしい、と言ってきました。19階の私のオフィスの窓はビルとは違う方向を向いています。20階の会議室に急いで上がりました。

世界貿易センタービルはマンハッタン島のほぼ南端に位置しています。私の勤務する病院はベスイスラエル・メディカルセンター。東側のダウンタウン、イーストビレッジといわれるエリアがすぐ近くにあります。

そこから、黒煙を上げ、大穴のあいた高層ビルがふたつ見えました。

まるでどこかで見たアクション映画のようなシーン。あまりに静かな周囲。ビルの屋上に上り、状況を見守る人々。この時点で事態を冷静に把握できる人はほとんどいませんでした。

病院側の指示を待つべく、私は自分の仕事に戻りました。その間にぶつかった2機目の飛行機は旅客機らしいこと、1機目は双葉機であるとか、いろいろな噂が飛び交います。この時点でどうも事故は意図的なテロ行為らしいことが私にもはっきりしてきました。

ここで懸念されたのは飛行機に爆発物だとか、生物兵器がしこまれており、二次災害を起こすのではないかということです。感染症科の私は直ちに上司と相談し、上司は州の保健局および連邦の疾病管理センターと討議することになりました。この間およそ数十分。

仕事場に戻った私をラボの技師が呼びつけます。ビルが崩れ落ちていく、というのです。急いで窓に駆け寄った私にはもはやビルはひとつしか見えず、もうもうたる煙のみが立ちこめていました。私のいる距離からは後に報道で知ったような人が落ちていく、という悲劇的なシーンは見えませんでした。

さっきまでの静けさがまるでうそのようです。パトカーや救急車、消防車のものすごい喧騒が聞こえます。救急室が特別体制をとります。気がつくと私の携帯電話もポケットベルも作動していません。大変なことになったとようやく現実的な危機感が体に納得されてきました。まだ事故を知って1時間も経っていません。後に知ったのですが、私のポケベルは貿易センターのてっぺんで電波を管理していました。携帯電話はあまりに多くの人が電話をかけたためにおきた不通でした。

「もうひとつのビルも落ちるぞ」と誰かが声をかけ、慌てて窓に走ります。濛々と煙を上げて、ビルがゆっくりと崩れ落ちていきました。

病院の電話で家に電話をかけます。細君はあいにく外出していて電話に出ませんでした。常識ではありえないような最悪の事態が次々と頭をよぎります。このとき私も冷静さを欠いていました。知人に電話をかけまくり、もう一度家にかけたら細君は娘と家にいました。ドアマンとテレビのニュースを確認し（うちにはテレビがありません）、水や食料などを確保していたそうです。私よりよほど落ち着いていました。

メールをチェックしますが病院からの指示は何も出ていません。インターネットで状況を把握しようとしますが、CNN、MSNBC、ニューヨークタイムズなどの主要なウェブサイトはアクセス数が多すぎるのか全く開こうとしません。皮肉な話ですが、朝日新聞や日経などの日本のサイトは簡単に開き、私はそれによりたくさんの情報を得ることができました。テレビもほとんどの放送局がシャットダウンされ、ラジオからはワシントンのペンタゴンにも別の飛行機が落ちた、ピッツバークにも落ちた、と悪夢のような情報が入ってきます。14機がハイジャックされたとか、キャンプ・デビッドにも飛行機が落ちた、など後に誤報と分かった情報も交錯しました。

救急室に行くと山のような医師、看護師、患者さんがあふれかえっています。私はおろか蟻の這いいる隙間もありません。ここには私の仕事はない、と思い、オフィスに戻ります。この時点でようやく貿易センターに勤務していた知人のことを思い出し、連絡をとろうと細君に依頼します。市長は主だったビルから市民を退避される非常事態命令を出しました。ユダヤ系の大きな病院であるベスイスラエル・メディカルセンターも直接仕事をしている者以外には退避命令が出ます。私は病院を出ました。50ブロックほど離れた自宅に向け歩き出しました。このとき、緊急事態で市民はマンハッタンから出ることも入ることも禁止され、国境は封鎖、すべての航空便は飛行を見合わせました。

街は大群衆と埃、あふれかえる救急車と消防車、パトカーでいっぱいです。これに後にFBIらしき車や軍隊の車も加わりました。地下鉄は封鎖され、バスやタクシーの交通機関は利用できそうにありません。あまりにたくさんの人に、私は群集のパニックで暴動とか起きないだろうか、とそちらの方が怖かったのですが、皆わりと冷静に対処していました。ミッドタウンまで上れば街は平静を保っている、と細君から聞いていたので、とりあえず自宅に戻れば安心だと思いました。みんな他にも飛行機が落ちてくるのではないか、とびくびくしており、タイムズスクエア、ロックフェラーセンター、エンパイアステイトビルなどのランドマークは自然に避けるように早足で歩きました。

1時間かけて、自宅に戻ると山のような電話と電子メールが各地から届いていました。それらに簡単にこたえ、家族が安全なのに安心してちょっと休憩しました。テレビをつけると何度も何度も2機目の飛行機がビルに激突するシーンを流していました。アナウンサーが興奮して「米国史上最大の惨事」という言葉を繰り返していました。

かつて勤務していたウエストサイド、ミッドタウンにあるルーズベルト病院に行くことにしました。午前中は軽症の入院患者を退院させたりベッドを新たに用意したり、大変な喧騒だったそうですが、午後になると救急室も落ち着いて特に私のできることはありませんでした。これはニューヨークのすべての病院についていえることですが、迅速な対応と最悪の事態を想定した処理により病院中が警戒態勢に入り、医療従事者、ボランティアなどがたくさん駆けつけました。が、実際に来院した患者さんのほとんどは煙を吸い込んだ、とかちょっとした傷の方がほとんどで、拍子抜けするほど医療現場は暇でした。ベスイスラエル、ベルビュー、セントビンセント。たくさんの病院に友人の医師が駆けつけましたが、外科医と救急医以外は「お呼びでない」という感じだったと、後に異口同音に語りました。自宅に戻った私を呼び出すはずのポケットベルもその後鳴ることはありませんでした。

翌日、朝新聞を買い、インターネットで新たな情報を得ようとします。米国のウェブサイトもたいていは簡略化をしており、アクセスが容易になっていました。同僚が興奮して議論を戦わせています。ブッシュ大統領も怒りと悲しみのコメントを残しており、皆「クレイジーなテロリストに戦争を仕掛けろ！」と殺気立っていました。医師の一人は（多くのマスコミがそうしたように）このテロ行為を真珠湾攻撃に例えていましたが、軍事基地を攻撃した真珠湾と今回のテロとは事情が違う、とやんわりたしなめた私にも「どっちも狂った人殺しだ」と食って掛かっていました。普段は患者思いの大変いい医師が、です。私だけでなく、ニューヨーク中が平静さを失っていました。

救急室に降りてみると、10人ほどの医師が集まっていましたが、その夜の患者さんはアルコールの過剰摂取などが数人来ただけで静かなものだったそうです。午前中に日常業務をそそくさと終え、トリアージセンター*31になっていたチェルシーピアースに行きました。

そこには山のように配給された水と食糧、医療品、医師などの医療従事者、ボランティア、何十台もの救急車、警官、テレビのスタッフでごった返していました。午後に来た患者は今までたったの一人。みな暇を持て余しており、ここにも仕事はありそうにありませんでした。後に聞くと各州から援助のために多くの人が駆けつけましたが、一番役になったのは瓦礫を片付ける建築業などのいわゆる「肉体労働者」だったそうです。生存者の可能性は時間と共に少なくなり、医療よりも遺体の確認の方が忙しくなりました。歯科医はカルテとレントゲン写真を引っ張り出して確認作業に提供する作業に追われ、精神科医、カウンセラー、心理学者が被害者や家族のPTSD、post traumatic stress disorder（心的外傷後ストレス障害）のケアに忙しくなりました。各種のホットラインも整備されました。

私もその後日本人の被害者の方から多くの依頼を受け忙殺されることになりますが、ここで書くべき話題でもないので触れることはしません。

なんといっても驚かされたのは、普段は「身勝手」「自己中心的」といわれるニューヨーカーたちがこれほど一致団結して助け合い、また大きなパニックも起こさなかったことです。個人的には大きな感情が交錯しましたが、それが全体を動かすことはなかった。同じことは阪神大震災時の（当時の）若者についても言われました。危機は人をつなぐのだな、と改めて感嘆しました。む

---

*31 トリアージ、triage。負傷者の治療優先順位づけをすること、すぐに治療を要する重症患者や、逆にすぐに帰宅できるような軽症の患者を選別し、優先的に治療させる。

ろん、アラブコミュニティーへの報復行為などの懸念は未だに残りますし、この「一体感」を戦争へのシュプレヒコールにうまく刷り返られないかという心配は大きくありましたが。

今回のテロ行為は爆発物などの発見されやすい装置を使わなかったこと、ミサイルなどではなく、撃墜の困難な民間機を使ったこと、同時に多くの地域でテロ行為にでたことから分かるように、恐ろしいほどの狡猾かつ効果的なテロです。誰もこのような行為を予想し得なかったことからも、如何にテロリストが周到に準備したかが分かります。

しかしその反面、ワシントンにしてもニューヨークにしても「私たちが当初恐れたような」大惨事にはなりませんでした。

2.

ニューヨーク市、とりわけ被害者の人々に与えた影響が大きいのは言うまでもありませんが、台風や地震といった自然災害に比べ、電気・水道・交通通信の遮断はなく、医療機関やその他の公共機関は無傷で対応は迅速に行われました。ニューヨークには「多すぎる」くらいの潤沢な人材ももともとそろっていました。警官、消防署員、医師、救急医療チーム、食糧援助、血液供給施設、カウンセリング機関、宗教機関。日本も経済的な援助を申し出たり、医師などを数人派遣したそうですが、多分医師も仕事がなくて困ったことでしょう。史上最大のテロ行為も「所詮は人の業」、自然災害の比ではない、という見方もできると思います。同時に世界一贅沢な街、ニューヨークがその資源の限りを尽くして底力を見せつけた事件でもありました。株式市場は未だ閉鎖しており（注：これは執筆当時のままの文章で、現在は再開している）、経済的にも大きな打撃ではありますが、元の力を取り戻すのにそれほど多くの時間を必要としないでしょう。この点でも日本の地震や台風による災害、世界各地の戦争行為とは比較にならないくらい「小規模」な事件でした。マスコミの過剰報道で事態は相当誇張され、私も日本から戦場にいるのではないかの様な心配をされました。これが米国のマスコミに責任があるのか、日本のそれにあるのかは、私には知るよしもありませんが。

■そして、炭疽菌事件

1.

フロリダに炭疽菌による呼吸器感染症患者が出、まもなく死亡しました。更にもう2人の患者が鼻腔に炭疽菌を有していたことが判明。12日の時点で炭疽菌は上記の3人（1人目が仕事をしていたビルのキーボードからのみ検出）とNYの1人が発見され現在FBIとCDC（米国疾病管理予防センター）の捜査が進みました。菌に暴露されたとみなされる人はすべて検査を受け、検査が陰性になるまで暴露後予防薬としてシプロという抗生剤をのんでいます。

炭疽菌は潜伏期間が短く、暴露後1～5日で発症します。もしフロリダの炭疽菌が大量殺戮を目的としたテロ行為であったのならば今ごろ大量の患者が出ているはず。むろん、人為的に炭疽菌を件のビルに仕掛けた可能性は充分あり、これは犯罪性を匂わせるものの、その小規模な被害者の数はテロリズムを疑わせない。もっとも、辞書によるとterrorさえ起こせば立派なテロ行為ということになりますが。したがって、この炭疽菌はいわゆるテロとは直接関係がないのではないか、と現在のところ、私は見ています（注：と、この原稿を書いた時点で私はそう思っていましたが、後にこれは誤りであることが分かりました。「手紙」という巧妙な手段でのテロ行為に、米国のどの機関も私も気がついていなかったのです）。FBIも同様の見解を出しています。

9月11日の事件から1ヶ月あまりが過ぎ、メディアはこぞって生物化学兵器の特集を組んでいます。CNNなどのテレビメディア、タイムやニューズウィークなどの雑誌や各新聞が半ば面白半分にテロで使われうる病気やその対応策を特集し、ガスマスクをつけたモデルの写真が大きく表紙を飾る一方、冷静さを取り戻してきたメディアは過熱するバイオテロリズムへの恐怖をたしなめるものも見られるようになってきました。その中でもっともよくできていたと感心したのは10月7日のニューヨークタイムズの社説です。ここではバイオテロリズムの危険はその他の生命を脅かすような病気や事故の危険に比べて極めて小さく、興奮して器具や薬を買いに走るのは賢明ではないと諭しています。

バイオテロリズムには、CDCが危険性の高い順にカテゴリーを決めて、それぞれの疾患をリストアップしています。そのカテゴリーA、すなわち最もテロに使われやすいと考えられるのが炭疽、天然痘、野兎病、ペスト、ボツリヌス毒素、出血性熱です。この中で最も注目を集めているのが炭疽菌です。

炭疽の治療にはいくつかの抗生剤が有効で、いずれも容易に米国、または日本で手に入れることができます。たとえば、連邦筋によるとニューヨーク市には市民全員が60日間、すなわち暴露後予防に飲まなければいけない期間、のシプロが備蓄してあります。

ただし、肺の炭疽症は診断が難しい。咳が出た、熱が出た、というので安易に抗生剤を飲むのは控えたいものです。抗生剤は基本的にばい菌の細胞を殺す作用をもち、人間の細胞にも有害でありうる、いわば劇薬です。むやみに抗生剤をのむと、副作用のために逆に健康を害することも充分考えられます。心配があったら医師に相談し、必要があれば病院で検査をしてもらうのが望ましいと思います。市販のガスマスクは効果がまだ確認されていないものも多く、一般的にはお勧めできません。また、炭疽は最初に散布されたときに吸い込まなければ、人から人へは感染しません。散布時は誰もが症状を持っていない。肉眼的にも見えず、匂いもない。テロリズムの発生が判明したときにマスクをあわてて着けても遅いのです。外出するときにガスマスクを常に装着するのでない限り、マスクには予防効果はありません。

2.

マンハッタン島のミッドタウンと呼ばれる地域に背丈の高いロックフェラー・センタービルがあります。ここにはNBCという大手のテレビ局が入っていますが、12日、ここの女性職員が皮膚の炭疽感染症を発症していることが判明しました。

12日の金曜日、たまたま会合で私はマンハッタンを離れてブロンクスに来ていました。会議に来るはずの高名な感染症科医はなぜか姿を見せず、夕方になって市長の車で直接やってきたのです。金曜日の夕刻その感染症医から直接聞いたお話をお伝えします。

東部時間の10月12日朝、ジュリアーニ市長からニューヨーク市に住む一人の感染症科医に直接電話がかかってきました。ニューヨーク市に炭疽菌感染症患者が発生した、対策案を聞きたい、というのです。彼自身は炭疽菌の感染症を診たことはありませんが、何十年もの臨床でこのような問題を数多く経験してきました。迎えの車に乗って、この高名な感染症科医は市長の下へ。事情を知らされることになります。

この女性は感染症発症を溯ること2週間、ある脅迫状を受け取っていました。手紙とともに中には白い粉末状の物体が入っていました。彼女はそれを報告することも医療従事者に診せることもせず、ほうっておいたのです。数日たって皮膚に腫れ物ができ、日に日に症状は悪化してきました。マンハッタンのある医師に診せても診断はつきません。彼女は二人目の医師を訪れました。彼はすぐ炭疽菌を疑い、病変を検査し、治療薬を処方しました。10月1日のことです。

培養検査の結果これが炭疽菌だと判明します。市の当局に結果が知らされ、市長やマスメディアの知るところとなったのは10月12日の金曜日でした。

さて、件の感染症科医は市長にこう進言します。皮膚の炭疽菌は人にうつることはない。テロリストは呼吸器による感染を狙うのでテロである可能性も低い。市民は外に出てもいいし、予防的に抗生剤もとる必要はない。慌てることはない、と彼は市長に言ったのです。

ジュリアーニは彼の言葉に従い記者会見で安心するよう市民を納得させます。市内の病院では救急室に検査と治療薬を求めて多くの市民が殺到しました。インターネット上では医師の処方箋が必要な抗生剤、シプロが市場よりもはるかに高い値段で売買されていましたが、この500ドル以上もするビンが飛ぶように売れています。が、これらの人はあくまで少数派。マンハッタンの街にはいつものように金曜の夜を楽しむ人たちであふれかえっていました。フロリダ同様大きなパニックは起きなかったのです（この辺は日本のメディアには流されなかったようですが）。

炭疽菌は土壌に存在する菌で、土壌の草を動物が食み、その動物と接触があるために人間にも感染します。自然界での炭疽菌は、そのような感染経路を持つのですが、実際には感染例は極めて稀で、20世紀全部でも米国では20例も報告がありません。70年代以後は3例しかなかったのです。フロリダのあの事件が起きるまでは。

炭疽菌は一種類です。が、感染経路により3種類の病態を示します。自然界で最も多いのが皮膚を介する皮膚感染症。次に多いのが呼吸器を冒す呼吸器感染症です。その他に消化器感染症があり、それぞれの感染部位により病態や予後が全く違う。人から人に感染することはありません。

炭疽菌は嫌気性菌（注：これは、執筆時の私の勘違いで、本当は好気性菌でした）と呼ばれるばい菌の一種で、その名の通り空気を嫌います。嫌気性菌の多くは空気にさらされると死んでしまいますが、炭疽菌は賢く、殻を作ってしまいます。従って空気にさらされた状態では炭疽菌は増殖することもなくじっと殻の中にいるわけです。これが人間の皮膚に入ったり呼吸器に入ると、殻を破って増殖しだし、症状を引き起こすわけです。その間およそ1から7日。

FBIによると例の女性に送られてきた脅迫状、その封筒そして「白い粉」からは炭疽菌は培養できませんでした。国連などその他の施設にも同様の封筒が送られてきたようですが、現在炭疽菌は検出されていません。感染経路は未だになぞのままです。これはフロリダの事件についても同様です。

単独の人間に炭疽菌の入った封筒を送っても、その人が感染する可能性は高くありません。まして、菌を吸い込んで呼吸器感染を起こすことは稀です。この女性のように、皮膚の感染症は予後は比較的よく、治療効果も高いのです。人から人に伝染らないので、基本的には封筒を開いた人にしか感染しません。前の項でも触れましたが、どうも大量殺戮を起こすテロリストの行為とは思えません。

思えはしませんが、ロックフェラービルというのは炭疽菌感染症のおきる舞台としては最も考えにくい場所でもあります。土もなければ羊が鳴いているわけでもない。今回の事件に人為的な要素が絡んでいるのはほぼ間違いありません。さて、ではこれはテロとは関係ない、便乗を狙った愉快犯でしょうか（こっちにはちっとも愉快ではありませんが)。それとも他の人間が絡んでいるのでしょうか。FBIは週末までにビンラディンの新たなテロ活動がある、という情報を木曜午後に流しました。情報源も、詳しいテロの内容も不明なまま。実際には何も起きませんでしたし、この炭疽菌はたまたま金曜に発表があっただけで、実際に発症していたのは更に前の話です。どうもなぞが多い。ややこしいことになってきました。

私はニューヨークで臨床感染症家になるべくトレーニングを受けていますが、確かにニューヨークの一般の医療従事者はバイオテロリズムに関する知識があまりありません。そもそもFBIはいままで100件以上ものバイオテロリズムの可能性を検知し、捜査していますが、オレゴンでカルト的宗教団体が細菌をばら撒き、下痢症が蔓延した一件を除き、いわゆるテロ行為による生物兵器の事例を米国は経験していません。

とはいえ、私たちを含む感染症科の人間はバイオテロリズムの起きる可能性を常に考慮にいれてきました。私の同僚は今回のテロで急に有名になったセントビンセント病院の救急班に毎年バイオテロリズムのレクチャーをしていました。米国疾病管理センターはテロの対象として用いられる可能性のある生物兵器をカテゴリーごとに分け、その対策も提示しています。

日本の731部隊の研究資料がすべて保存されている、といわれる陸軍フォートデトリックのホームページには170ページ以上ものバイオテロリズム対策マニュアルがあり、識者の間ではかなりの認識があったのです。ニューヨークタイムズは日本のA新聞に似て重箱の隅をつついてお上の批判をすることを喜ぶ癖がちょっとあります。炭疽菌や天然痘のワクチンが一般に出回っていないのは、対策を怠っていたというよりは、その効果に対する研究結果が確定していなかったから、というほうが正確かと思います。もっとも今回のテロでワクチン整備は大きな課題となるでしょうし、研究も早まるでしょう。

米国疾病管理センターが「カテゴリーA」としている生物兵器の中で、最もその使用が恐れられ、また使用の可能性の高いのが炭疽菌です。炭疽菌は米国では70年代からたった3例しか病気の発症が報告されていない、稀な細菌です。皮膚の感染を起こし、皮膚を真っ黒にしてしまうので有名ですが、空気中にばら撒くと口から肺に入って肺で感染症を発症します。潜伏期間は1～5日間ときわめて短く、いったん症状が発症すると死亡率は少なくとも80％といわれる恐ろしい病気です。

この病気にはいくつか治療薬が確立されています。もくもくと煙を上げる貿易センタービルを見ながら私は一錠抗生剤を飲みましたが、これは飛行機の中から炭疽菌がばら撒かれるのを恐れたからです。実際には翌日疾病管理センターからバイオテロの可能性は否定され、最悪の事態を恐れていた私たちはほっと一息ついたのでした。今回の事件ではビルの粉塵から呼吸器症状をきたす人が多くでましたが、素人では、いや医師ですら炭疽症と区別できる人は少なかろうと思います。今回テロリストが飛行機に菌を持ち込んで、それをばら撒いていたらどうなっていただろうと思うと今でもぞっとします。

そもそも米国でこれほどバイオテロリズムに対する危機感が高まったのは、オウム真理教が実験室に炭疽菌やボツリヌス毒素を隠し持っており、8回もこれでテロ行為を企んでいたからに他なりません。日本はオウムから何を学んだでしょう。バイオテロリズムが起きたとき、それに迅速かつ正確に対応できる団体、個人がどのくらいいるのでしょうか。ジュリアーニ市長は今回の事件では獅子奮迅の活躍を見せましたが、これは彼がものすごい頭の回転の持ち主で、正確かつ迅速な判断力を見せた、というだけではないと思います。93年以降、彼の頭にはテロが起きたらどうしよう、すぐ街を封鎖して退避命令を出し、ああしてこうして、というプランを日夜考え、頭の中でイメージトレーニングしていたからに他ならない、と思うのです。これができている日本人が果たして何人いるか。私には大変興味のある質問です。

3.

病院で仕事をした20日（土曜日）の午後、郵便局に行ってきました。郵便物を扱う人達の間で炭疽菌感染の不安が高まっているためです。ベス・ラウチャー氏は、ベスイスラエルメディカルセンターの感染症コントロール部の部長で、私の上司でもあります。ジュリアーニ市長指名のバイオテロリズム対策タスクフォースのメンバーでもあります。彼女は市の郵便局に頼まれてボランティアで郵便局員にバイオテロリズムの講義をするよう頼まれたのでした。私は質疑応答のための手伝いです。

200人くらいの聴衆がいたでしょうか。ベスは手短に自分たちが感染症科の医師でこれまでエイズや西ナイルウイルスなど、ニューヨークが直面した感染症の問題に対応してきたこと、病院では高度耐性の黄色ブドウ球菌や腸球菌、アシネトバクターなど炭疽菌にも増して対応が困難な感染症に日々対処していることなどを手短かに説明しました。みな他人事ではないので大変熱心に聞いています。すでにニュージャージー州では二人の郵便局員に皮膚炭疽症が発症していました。

病気の説明についてはすでに新聞テレビで盛んに報道されているので省略し、皆の質問を受けることになりました。いやあ、でるわでるわ、何十もの質問が殺到します。

「潜伏期間は何日か」「薬は何日飲むのか」「私が郵便局で感染したら家族はどうなるのか」「掃除機で吸い取ったら排気口から噴霧されて大災害になるのではないか」

などなどなど。時間終了になっても皆の不安は治まらず、私たちは今度は一対一で応対し、最後には「この皮膚のできものを見てくれ」とまるで外来診察同様の状態になりました。郵便局で何百万何千万という郵便物を扱う人たちの恐怖感がこちらにひしひしと伝わってきました。

なぜ彼らが私たちを講演に招いたのか。これは彼らの政府に対する根強い不信感からだそうです。政府が「心配するな」「心配するな」といってもどこまで政府が正確な情報を与えているのか判らない。おまけに政府や疾病管理センターの発表と、メディア報道のギャップがあります。CNNなどはやれ20人が暴露を受けた、30人が暴露を受けた、と連日大げさに発表しています。日本のある新聞は暴露を受けたものと感染者を混同して報道していました。炭疽菌が1個や2個、いや100個、人体に付着したからといって、致死的な感染症を起こすわけではありません。我々の眼から見ると、暴露を受けた者の数の報道はパニックを煽るだけであまり意味のない数字だといえます。

重症の吸入による感染症を起こしたのはフロリダの2人だけ、ニューヨークで発症したのは治療を受ければ治る可能性の高い皮膚の感染症で、発症者はこれを書いている時点で6人。死亡者が全部で1人。これが皆が知る必要のある人数です。ほかの災害やテロ活動と比べても、被害者の数は比較的少ないというのが正確なところでしょう。

メディアはあの宇宙服のような重装備をした調査員を見せて、いかにも恐ろしいばい菌であるかの印象を植え付けますが、本当はあんな装備をする必要はなく、あれは当局の規則だからやっているだけなのです。私は炭疽症疑いの患者さんもワイシャツネクタイでマスクもせずに診ています。あんなものを見せられては、政府がいかに安心しろ、といっても無駄でしょう。聴衆の一人は明らかに不安神経症の兆候を示していて、私たちは精神科医に診てもらうようアドバイスしなくてはなりませんでした。

私たちと市民との会話はまだまだ続きそうです。

4.

「10月29日以降、炭疽菌の患者さんは一切出ていません。」と先週とある講演で言った舌の根も乾かぬうちでした。コネチカットで94歳の女性が吸入炭疽症で亡くなる、という事件がおきたのです。

11月は取材攻勢こそあったものの、医師や患者さんからの問い合わせはぐっと減っていました。救急室もようやく炭疽菌の扱いに慣れてきたので、夜中に電話で呼び出されて「これこれこういう患者がいるんだけどシプロを投与すべきだろうか。検査をした方がいいだろうか」的な質問をされることもなくなってきました。無関係な白い粉をばら撒く愉快犯やパニックになって病院に駆け込む人も少なくなり、3週間以上も新たな患者は出ず、事態は落ち着きを見せ始めたころでした。そこにきてコネチカットの事件です。

新しい患者が出たことそのものについては私に特に驚きはありませんでした。今回の炭疽菌事件について、当初から私は飛行機ハイジャックおよびその墜落に関係ある者たちとの関与については否定的でした。今でもそれには否定的な見解を持っています。しかし、犯人が誰であれ、まだ逮捕されていないのは事実です。犯人が野放しな限り、再び炭疽菌の入った郵便物が配布される可能性はあると考えるのが普通でしょう。

また、前にもちょっと触れましたが炭疽菌は比較的扱いの容易な細菌で、入手するのも難しくはありません。そこで懸念されるのは模倣犯の出現です。いろいろな人がいろいろな目的で人を殺してやろう、というけしからんことを考えています。炭疽菌が人々を恐怖に陥れることが分かった以上、似たような行動に出る者が出現してもおかしくありません。テロリスト、過激派、カルト系宗教団体。名前は何とでも付けられましょうが。

しかし、コネチカット州オックスフォードは人口2,000人弱の町だといいます。そこに住む、およそテロのターゲットになりそうにない老婦人が犠牲になったことに、感染症科関係者は驚きを隠せませんでした。疑わしい郵便物も現在のところ見つかっていません。

自然感染、という可能性もあります。確かに炭疽菌による病気は米国では大変珍しく、フロリダで患者が出るまでは30年間で(文献により人数が異なりますが)3人とか5人という患者数です。しかし、逆に珍しい病気だからこそ医師も鑑別疾患に入れることなく、誤診の可能性も高くなります。診断のつかぬまま抗生剤を出していたらなんとなく治癒してしまった、理由のわからぬまま死亡してしまい、うやむやになった、いわゆるunder diagnosisであったことも過去には多いと思うのです。

現在は患者さんすら「自分は炭疽菌に感染しているのでは」と疑うようなご時世ですから、見逃しはかなりされにくくなっています。この94歳のおばあさんはもしかしたら何かの動物を介して自然感染をしたのかもしれない、このご時世で普段だったら疑わなかったものを医師がpick upしただけなのかもしれない。これは例外的な、isolated caseなのかもしれない。

「かもしれない」のオンパレードです。分からないことはたくさんあります。ニューヨークで亡くなった病院勤務のベトナム人についてもあれ以来何の進展もなく、感染経路は謎のままです。犯人についてはFBIが再三あーだこーだという発表をしたにもかかわらず未だ逮捕に至っていません。次は誰がターゲットになるのか、もうあやふやになってきました。

逆に今回の一連の事件で新たに分かったこともあります。従来、吸入炭疽症の死亡率は治療をしても90％くらい、といわれてきました。70年代の旧ソ連からのデータがその根拠になっています。しかし現在見つかった吸入炭疽症の患者数は11人、死亡数が5人（コネチカットのケースも含め）。死亡率は50％以下であることが分かってきました。人工呼吸器や輸液の技術など、現代医療の進歩がその大きな原因ではないかと考えられます。早めに治療すれば治癒率も高いことが示唆されています。

鼻水鼻詰まりやのどの痛みがあれば炭疽菌である可能性は低いらしい、というデータも出てきました。もっともこれらの症状は炭疽菌感染がないことの保障にはなりませんが。レントゲン写真では肺炎の像はない、と従来信じられてきましたが、これが間違いであることも分かりました。逆に縦隔の拡大像、という古典的な所見はほとんどの患者さんに認められ、診断に有用であることも分かりました。

感謝祭も終わり、冬がやってきました。炭疽菌と区別のしにくい疾患、インフルエンザのシーズンです。私と炭疽菌との取っ組み合いもしばらく続きそうです。

COFFEE TIME

アームチェア・ディテクティブ炭疽菌事件を語る

2001年10月、全米を震撼させた炭疽菌事件の犯人はまだ捕まっていません。FBIの必死の捜索も実を結ばず、容疑者は出るものの犯人は分からずじまいです。

さて、米国が誇るFBIにも皆目見当がつかないこの犯人、その捜索に一人の男が取り組んでいます。彼は犯罪捜査の専門家ではありません。いや、捜査のために家から一歩出るでもありません。じっとコンピューターとにらめっこし、情報を集め、犯人像を分析します。マイクロフト・ホームズも顔負けのアームチェア・ディテクティブ（肘掛け椅子探偵）です。

彼の名はエド・レイク。65歳の男性です。彼には犯罪捜査の経験は全くなく、引退したコンピューターの専門家です。引退後レイク氏はSF中心の舞台劇を何本か書いていましたが、現在は炭疽菌事件の犯人探しに全精力を注いでおり、劇の台本は後回しになっています。

彼は炭疽菌について書かれていることすべてについて読みまくります。インターネットで情報をサーチします。FBIのエージェントたちは担当をはずされ、次の部署に移動します。あの事件以後、責任者の中にはFBIをやめ、引退したものもいます。けれどもレイク氏はあきらめません。彼は炭疽菌事件の犯人が捕まるまで捜査の手を緩めようとはしないのです。

レイク氏の捜査の実績はインターネット上で公開されています。

http://www.anthraxinvestigation.com

その膨大な情報量には驚かされますが、それ以上に驚くべきことは、レイク氏がすでにいくつもの仮説を打ち出してFBIに打診しているということです。例えば彼は炭疽菌を運ぶのに使われた手紙の宛名は犯人が子供に頼んで書いてもらったのだ、といいます。筆跡鑑定家はすでにこの手紙を「子供のような筆跡だ」と鑑定していましたが、このような仮説を出したのはレイク氏だけでした。

FBIはプロファイリングという手法を用い、犯人は米国の科学者で米国政府に反感を持つものだという仮説を出しています。レイク氏もこの仮説はありうることだといいます。少なくともサダム・フセインやアルカイダ犯人説はありえない、とレイク氏は考えているのです。ただ、FBIはフロリダの科学者スティーブン・ハトフィルを重要参考人とし、家宅捜索をしましたがうまくいきませんでした（分かったのは警察犬がこの家に反応した、という証拠として取り上げるには余りに弱いデータだけでした）。ハトフィルは元米国陸軍の科学者で、炭疽菌にもアクセスをもっていました。レイク氏のサーチによると、ハトフィル氏には確固としたアリバイがあり、犯人ではありえないといいます。また、彼は犯人は単独犯ではなく、共犯がいるのではともいいます。

FBIに送られたレイク氏の仮説には、正式に感謝状が届きました。FBIには「他にもやることは山ほどある」のですが、レイク氏はその余生を炭疽菌に注いでいるのです。彼の尽力が実を結ぶことが果たしてあるのでしょうか。

■炭疽菌対応ガイドライン

バイオテロリズムの問題も日々状況が大きく変化しています。その中で、米国疾病管理予防センターCDCの評判がよくない。なぜでしょうか。

CDCはその対応の遅さと、現場の臨床医との話し合いを持ちたがらない、という理由でニューヨーク市の感染症科医の間であまりいい評価を得ていませんでした。そうこうしているうちに上院で炭疽菌が発見されました。標本はCDCには送られず、生物化学兵器を開発していた、という歴史のある陸軍の施設に送られました。検査期間はすばやく、たったの1日。同じワシントンの郵便局の検査はCDCを介したようで、検査には5日ほどかかったようです。その結果、かどうかは分からないのですが郵便局員からはすでに2人の死亡者がでてしまいました。上院からも信用されず、郵便局員の怒りを買い、これでCDCの株はますます下がりました。この陸軍施設とCDCの軋轢に関しては2001年10月26日のニューヨークタイムズが詳しく報じています。ニューヨークの郵便局員が政府機関を信用していないことは、すでに紹介しました。

バイオテロリズムの問題は、過去に例のない問題に人間がいかに知恵を絞って適切な予想を立てうるかにあります。そしてそれは刻々と変化する状況に迅速に対応していく機動力の問題でもあります。

さて、米国の医療界では現在EBMと呼ばれるデータを重視する医療方式が一種の流行（はやり）です。

EBMは科学的、客観的な医療の提供におおいに役立ってきましたが、反面今回のような前例のない事態になるととたんに歯切れが悪くなります。郵便物による炭疽菌のばら撒き行為、など過去にまったくデータがないからです。CDCがこれといったバイオテロリズム対策案を国民に提示しえない理由もそこにあります。

逆にこういうときは小さい組織のほうが効果的な場合もあります。ニューヨーク市の保健局はジュリアーニ市長がじきじきに指名した感染症科医と協力して独自のガイドラインを作っています。CDCのような大きな役所ではないので全員からはんこを突いて回ってもらう必要もなく（実際にはサインですが）ほぼ毎日新しいガイドラインが作られ、配布されています。炭疽菌の問題はそれほど刻々と事情の変化する問題だからです。

ニューヨーク市は西ナイルウイルスの問題が数年前起きたときもその迅速な対応で株を上げました。CDCとはそのときにも軋轢が生じています。日本から見ると米国医療、といえば単一のもののような印象を受けるようですが、決して一枚岩ではありません。

先日、このニューヨーク市のガイドラインを私は徹夜で翻訳して、日本の省庁関係に提出しました。私はここの所休みなしで、夜中も医師や患者さんから相談の電話がかかってきておりオーバーワークだったのですが、ニューヨーク市のガイドラインはぜひ日本が知っておくべきだ、と考えたのです。その後1週間以上たちましたが一向に反応はありません。一介の自治体が作るガイドラインよりも、CDCのような連邦政府のガイドラインのほうがいいに決まっている、と思われたわけでもないでしょうが（その後このガイドラインは日本の各学会のウェブサイトに載せられました。また、ずっと後になって厚生労働省からも正式に謝罪がありました）。

以上がJMMに連載した原稿です。当時の不安や興奮などもあり、今から読み直すとちょっと恥ずかしいですねえ。さて、この原稿を執筆している2003年3月初旬の時点ではポスト9. 11の緊張の真っ只中でして、「悪の枢軸」イラクを攻撃したい英米と「アメリカの好きなようにさせてたまるか」と真っ向から対立姿勢を明らかにしたフランス、ロシア、ドイツの緊張状態が続いています。日本はいつものように、「何となく平和を期待し、何となく戦争に反対し、何となくテロにも反対し、でも北朝鮮の不安があるので米国にはたてつくことができず、そして最後は子犬のように米国についていく」姿勢を「明らかに」しています。まあ、ここまであからさまに媚を売るのは、ある意味立派な外交姿勢といえなくもありません。

米国ではイラク攻撃の準備を着々と整える一方、報復のテロ行為にも危機感を増しています。テロの危険を報じて政府は何度か警報を出し、テロ対策は厳しく行われ、われわれ医療従事者は「起きうる」バイオテロ候補ナンバーワンとされる天然痘のワクチン接種の準備をしています。

天然痘はすでに自然界から撲滅された病気でして、米国でも予防接種は1972年を最後に一般には行われておりません。72年以前にワクチンを接種してもらった人たちが今でも病気に対抗する能力を持っているかはいまいち明らかではありませんが、昔の予防接種には効果がない、と主張する専門家はたくさんおります。一方、天然痘のワクチンは副作用が比較的大きく、米国政府やCDCはこれを住民全員に接種するのは危険が大きすぎる、としてそのような対策を棄却しました。

緊張感高まる米国です。一方、外患がいない、などという寝ぼけたことをいう人はさすがにいなくなった日本です。すでにサリン事件で生物化学兵器の大きな被害を経験している日本です。バランスの取れた緊張感で充分な「いまそこにある危機」への準備はできているでしょうか。

COFFEE TIME

ERと天然痘

皆さんはERというドラマ、見たことありますか。なかなかリアルな構成で面白いですよね。え、ジョージ・クルーニーさえ見られれば話の内容はどうでもいい？　失礼しました。

そのERは精神科疾患のある患者さんがテーマだったり、子供の迫害がテーマだったり、なかなか重い内容をよく扱っています。そしてこのような内容は実際に私たちがよく医療現場で目にするもので、決して珍しいことではありません。精神科疾患のある患者さんの話は「差別を助長する」として日本では放映しないそうですね。まっ、そういう考え方もあるのでしょうが。

そのERで、天然痘がテーマになりました。天然痘は最近米国で大きな話題になっています。テロリズムに用いられる生物兵器として利用されるのではないか、と懸念されているからです。ドラマでは、外国（の秘密組織？）で働く親を持つ子に不可思議な出来物が皮膚に見られた、という話です。天然痘が疑われ、米国疾病管理センターCDCに検体が送られ、と病院は大騒ぎ、大パニックになります。結局これは天然痘ではなかった、というオチでした。

私自身はこの放映を見ていませんが、これにハーヴァード大学が注目しました。

天然痘騒ぎで大パニックになったER。この醜態を見て、「ERに行こう」と思った視聴者は放映前の71％から59％にダウンしました。一般病院では天然痘対策は充分ではないし、実際に発病してもきちんとケアしてもらえないのでは、という懸念が大きくなったのでしょうか。この差は統計的に有意差があり、意味のある数字だと解釈されました。ハーヴァード公衆衛生学教室の調査結果です。

おなじ調査内では、しかし7割の方が米国の天然痘対策が充分できている、と考えています。1回のテレビ放映で視聴者の気分に変化があることは充分考えられますが、本当に1回のテレビドラマの放映が視聴者の意思決定に長い間影響を与える、ということがあるのでしょうか。私には少々疑問に思えます。それにいかに統計的な差があるとはいえ、「ERにいくのはやめよう」と考え直したのはたったの1割程度に過ぎません。私はこの数字をそれほど大きいとは思いません。

しかし、なんといっても驚きなのはハーヴァードの公衆衛生学教室がERというドラマを題材にしてこのような調査をやってのけた事実です。なんと学問的興味の幅の広いことか、あるいは驚異的な暇人なのか（?）。この着目点の面白さ自由な学問人ならではか。

ハーヴァード大学公衆衛生学教室の公式発表を参照しました。
http://www.hsph.harvard.edu/press/releases/survey_results6132002.html
話題を提供してくださった同教室の林啓一さんに感謝します。

COFFEE TIME

自尊心の話

Self-Esteem。いわゆる自尊心という意味ですね。

米国では自尊心を持つことが重要視されています。自分が自分をどれくらい好きか。社会学者のモリス・ローゼンバーグは自分の自尊心を量るテストを作り、これは現在でも米国でよく使われているとか。自尊心こそは自分の能力の証、源であり、これなき者が、薬物中毒やアルコール中毒、売春にレイプ、殺人、さらにはテロ行為、とありとあらゆる悪徳の温床を持つものなのだ、こう米国社会は教わり、信じてきたようです。

多くの学術論文が、自尊心のないものは薬物中毒に走りやすく、性格に問題があり、ハイジャックなどのテロ行為を起こしやすいという発表すらしているとか。

しかし、そんなに物事は単純ではありません。ロンドン・スクール・オブ・エコノミックス（あの森嶋通夫*32のいた学校ですね）やケース・ウエスタン・リザーブ大学の研究では、自尊心と犯罪発生率や薬物中毒の率には関係がなく、むしろ自尊心こそがそのような犯罪行為、薬物使用の原因になることすらある、というのです。また、自尊心の高い男は他人に対する思いやりに欠け、例えば犯罪人に対する死刑執行などにも躊躇しない傾向にあるとか。

日本のように、偉くなればなるほど「頭を垂れる稲穂かな」を美徳にしている（必ずしも現実にそうではないのかもしれませんが）国には当然のように思えるこれらの研究結果は、自尊心こそがアイデンティティーの源である米国人には相当ショッキングであるようです。米国の人は根拠があってもなくてもい

*32 森嶋通夫（モリシマミチオ）大正12年7月18日生まれ。英国在住。ロンドン大学名誉教授、大阪大学名誉教授。近代経済学の立場から、独自の手法でワルラスやマルクスの経済成長理論の解釈を示し、大きな反響をよぶ。主な著書に「資本主義経済の変動理論」「近代社会の経済理論」「サッチャー時代のイギリス」「なぜ日本は没落するか」など。

つも自信満々です。どこからくるのかこの自信、とこちらが首を傾げるほど。何しろ学校で日々「如何に自分に自信を持つか」を教えられ、自尊心の得方に関する本がすでに2千冊も刊行されているのですから。同様に、self-enhancement、self-improvementなどという言葉も含めれば、アマゾン・ドット・コムに山のようなハウ・ツウ本を見つけることができます。

私が研修医や学生さんを教育するときにも、このあまりに高い自尊心を如何に保ちながらこちらが教えるか、というのが上手な教育の大きなポイントになります。

自分に自信を持つ、というのは自分に絶望するのと同じくらいある意味、浅ましい行為であります。それは、自己中心的、といういささかネガティブな言葉と紙一重であるからでしょう。Self esteemとselfishnessにはそうたいした距離はないのです。

本当は米国にも、真の意味での自由と、自己犠牲を美徳としていた時代がありました。

ヘミングウェイやマーク・トゥウェイン、スタインベック、そしてレイモンド・チャンドラーといった真の自由と自立を重んじ、self-esteemなどというケチな言葉ではなく、本当の意味でのプライドという言葉を重んじた時代。これは私があこがれ、愛した時代でもあります。昨今世界中からその身勝手さを非難されるようになっている米国ですが、あのような時代は過ぎにけり、なのでしょうか。

おわりにむかって

私は自分では日本でも米国でも開業した経験がありませんが、日本の開業医とも米国の開業医ともいろいろ奇縁があって学生時代から長く交流を持っています。日本で交流のある開業医はいわゆる「心ある」開業医の方ばかりでかなりバイアスがかかっていますが、臨床能力のレベルについては、比較が難しい、そう私は考えています。というか、両者スタイルが違いすぎて、比較が難しいのですね。

私が渡米してから米国の医師のすごさを感じたのは、強烈な専門性の高さと文献の読み方の上手さなどでしたが、臨床能力には正直言って全然インプレスされませんでした。診察はえらく下手だし、簡単な画像も自分で読めないし、手技はできないうえにしたがらない。鑑別疾患の数はよく知っているけれども、基本的な出血や低酸素といった病態に冷静迅速にマネージできない（さまざまな規制と短い入院日数のせいで、今の米国の研修医は患者さんへのケアが希薄になっています）。ただ、ベッドマナーとノートの書き方は日本の医者は大いに学ぶところがあるとおもいましたが。

昨日トルコ生まれでドイツで教育を受けた研修医（米国に来たのは、ドイツではトルコ人は暮らしにくいのです）も全く同じことをいっていました。ドイツに比べると米国の場合主治医の能力がかなり落ちると彼はいいます。米国の研修医の鑑別の立て方は、ワシントンマニュアルにあるくらい、つまりアシドーシスの鑑別や胸痛の鑑別など、マニュアル的な丸暗記は得意なのですが、そこから想像力を働かせたり、患者さん全体を総括してアセスしたりするのはあまり得意ではありません。で、ちょっと分からなくなるとすぐコンサルトを呼んで丸投げしてしまうわけです。コンサルトを加えて、初めて米国臨床のレベルというのは世界をリードする高いレベルに達すると思います。それでも研修医時代はUpToDateを調べたり、けなげに努力することも多いですが、開業してプライベートプラクティスをするともういけません。大多数の医師たちはろくに勉強もせず、ろくに診察もせず、ろくに頭を使わない医師が乱立します。米国では大学や教育病院でアカデミックにやっている人の（ある）レベルは天にも届く高さですが、数的にはこれらの医師は少数派です。

先日学会で、ある米国の感染症科の開業医（日本人）とお話していたのですが、その方も全く同じ指摘をしていました。ただ、80年代、90年代の頭は米国もこんなことはなかったのだそうです。が、その後の社会の変動とそれに伴う医療制度の改悪で、いまの医師、それに研修医は「全くものを考えなくなった」と嘆（なげ）いていました。私がずっと感じていたことと同じです。

で、このような米国の（平均的）医者よりレベルの高い日本の医者がいるか、といえばそれは数限りなくたくさんいます。悲しいことにはこのような優秀な日本の医師たちはたいてい日本の表舞台で活躍していません。認知されていないのです。メーリングリスト（ML）などで地道に勉強しあっているこれらの医師のみなさんは、いわゆるタイトルだとか論文で名を馳せておられるわけではないのかもしれませんが、その議論のレベルはきわめて高く、私もこれらの在野の医師が作るMLでよく勉強させていただいています。しかし、更なる不幸は、本来ロールモデルにすべきこれらの医師たちが研修医や学生を訓練する立場にない、ということです。

ここで大学病院からの教育の開放、オープン制の病院、といった米国のシステムが応用できるでしょう。米国から応用できる制度は、もちろん山ほどあります。

米国は専門医の国であり、その点日本とよく似ています。日本と米国が似ている、て？　と驚かれる方もいるかもしれません。が、例えばその専門医重視、専門医嗜好の患者さんの好みなんかは日米そっくりです。欧州、豪州、カナダなどのほとんどの国はほとんどプライマリケア「をする」医師（プライマリケア医、ではないかもしれません、厳密には）からなる国で、しかも国民がそういう医療を求めています。米国では専門医のほうが好まれる傾向にありますし、その医療のレベルも明らかに高い。例えば糖尿病、高血圧、喘息といったいわゆる「コモン」な病気にしても、内分泌、腎臓、呼吸器の医者のほうがはるかに上手に治療できる、という米国のデータがあります。HIV患者も現在は感染症科医、プライマリケア医の両者が診ていますが、感染症学会が強力にプッシュして、HIVの患者は感染症科以外の医者は診ることができないようなルールをつくろうとしており、早晩実現する予定です。

患者さんの専門医需要が能力を作り出し、その高まった専門医の能力が患者さんの需要を高めているわけです。米国はこういう医療を志向したのだし、これはこれで、まぁいいのでしょう。しかし、日本はこれからプライマリケアを重視し、医療費を下げ、と厚生労働省その他が考えているのですから、これは大きな方向転換が必要です。好悪、善悪、優劣とは関係なく、日本は米国とは異なる医療を目指すべきですし、米国からは、役に立つことを個別に輸入すればいいだけの話です。

国民皆保険は、ほとんどの先進国では採用していて、事実上国民皆保険のない先進国は米国だけです。これもクリントンどころかケネディーのころから延々と議論されており、米国の一部の民主党議員、多くの公衆衛生関係者、一部の医者はこれを大いに憂うわけです。が、国民がこれを求めないのでは仕様がありません。国民は勝ったものがより多くを得る競争原理を選んだわけです。現在米国の景気が低迷し始めています。レイオフもたくさん出ていますが、新聞はイラクの記事のほうで一所懸命なのか、意図してなのかその記事はとても小さなものです。タカ派のFOXニュースは「米国の景気は全然悪くないんだ、レイオフは更なる好景気への序章に過ぎない」と北朝鮮顔負けの強烈な報道をしています。レイオフされた人たちや、経営の悪くなった会社では医療保険の雇用者サイドのカバーがなくなり、保険を持っていない人が増え始めています。オレゴンでは州による皆保険への道を模索しましたが、結局州民投票で否決されました。米国民は、皆保険制を、弱者が助かる医療を望んでいないのです。

現在、日本でも医療費を「下げるために」病院の株式会社制や、診断名による定額報酬を基本とするDRGの導入が盛んに議論され、その一部は導入されました。

株式会社制を含む医療のマーケット化やDRG制は、米国で医療費を下げるべく盛んに導入されました。残念ならが医療費を下げるインパクトは両者にはありませんで、今でも米国では医療費は上がり続けています。

米国での医療費を高額にしているのは薬のコスト、医療訴訟、高度分業化による人件費、そして事実上営利企業であるマネジドケア団体の過剰な運営コスト（つまりはエグゼクティブの給料）であるといわれています。

DRGについては理念としてはなかなかいい発想だと思いますが、そもそも医療費を下げる、というインセンティブ「だけで」作ったものだと動機が不純という気がいたします。たいていこの理由で動かした計画は洋の東西を問わずうまくいきません。DRG制は米国で医療費を削減することに成功しませんでした。日本でDRGを導入しようという最大の理由は、よくみられる無駄な投薬と無駄な検査のためだと思います。お金のことは置いておいて、無駄な投薬と無駄な検査は何とかして減らさなくては患者さんも迷惑します。DRG抜きでこのような無駄を解消するためにはどうしたらよいのでしょうか。

私の個人的な意見ですが、日本の場合は（患者さんと医者の）教育の向上でこの無駄はかなり解消されると思います。米国のように訴訟のプレッシャーもきつくありませんから、医師の能力が上がれば無駄な投薬や検査をする意味がないことはおのずから明らかになるからです。日本は患者さんの識字率も高いですし、汎的な教育レベルも先進国では（今のところ）優等生ですから、患者さん教育をきちんとすればかなり効果が期待されます。米国で典型的なのは、「万が一何かあって訴えられたら」というのをエクスキュースにして無意味な投薬や検査を乱発するパターンです。在野のほとんどの医者は、ですからガイドラインどおりに診療していないのです。米国の外来では日本と同様広域スペクトラムの抗菌薬が風邪に使われています。米国の小児科医の4割はウイルス疾患でも抗菌薬を出している、というデータがありますが、その最大の理由はやはり訴訟への恐怖でした。知識や能力とは全然関係ないのです。患者さんと医者の教育により無駄な投薬が減ったという国にオランダとベルギー、イングランド、ウェールズなどがあります。

■医学教育について言うならば

日本の医療資源からして、好むと好まざるとに及ばず、米国式の医学教育を行うことは不可能だと思います。また、誤解を恐れずにいうと、その必要もないのだとも思います。私は米国の医療には画龍の点睛を欠く部分があると思っています。その部分とは、最大公約数的にいうと「正義」という言葉でしか表現できません。が、まあこの国の文化を見ると、それも仕方がないのかな、という気もしています。その一点を除けば、米国の医学教育も高いレベルだと考えていいですし。

日本の経済状態や、教育のインフラの「資産」では、米国のレベルに達することは到底無理なのです。おまけに米国では下のほうの医学生や、無保険の患者さんを切り捨てることでその資産をさらに格上げしているという事実があります。日本人の心理として、医学生も患者さんも切り捨てるというオプションはとてもとることができないでしょう。米国で景気が悪くなれば戦争を起こすことで内部の不満を散らす、という選択が成り立ちます。もちろん、日本ではそんなことは到底できません。それぞれの国で取りうるオプションには当然違いがあるのです。

「私が」理想とする医学教育制度は、まず大学病院では全く初期研修をさせないということです。現在の日本の大学病院には質のよい研修医の養成施設は皆無です。名古屋大学や東北大学のようにすべての大学は初期研修の労を解いて、本来日本の大学がやるべき研究や難病の治療、移植などの特殊治療に専念すべきです。なんちゃってオーベンや、なんちゃって教授回診は時間と資源の無駄遣いです。その代わり、博士号をとるためのなんとなく大学院生をなくし、臨床医を目指すものは臨床に専念させます。患者数130の教室に医局員が200人、1人の医師が患者さん1人を担当、というナンセンスな大学病院の構図を廃し、あまった人は人手不足の一般病院に提供します。望むらくば、大学医局制度そのものも崩壊してほしいのですが、これはまあ夢物語というべきでしょう（とこの本の草稿を書いているときには「夢」と思っていましたが、その後、弘前大学医学部で医局制が廃されたことを知りました。驚きと喜びを持ってこのニュースを受け止めました。私の夢物語もそんなに実現不可能、って訳でもなかったのですね）。

初期研修はすべて一般病院に委託します。予算もそちらに回します。ここで臨床を徹底的に叩き込みます。各施設には規模やレベルの差がありますので、研修病院によってその成果に差が出てくることでしょう。現段階ではそれをも許容してもよいと思います。病理解剖の回数やベッド数、週に行うカンファレンスの数、中心静脈ラインを入れる数なんかを全国で合わせたところで本質的な教育の意味があるとは思いません（ほんの少しは、あると思いますが、もっと大事なことはいっぱいあると思います）。指導医の確保が一番頭の痛いところだと思いますが、最初は指導医に報酬を増やすことから始めるといいと思います。また、第三者格付け機関による監査で優秀な病院にはさらに補助金をプラスする、というインセンティブをあたえ、各病院に「いい教育」を提供すれば儲かる、という意識を定着させます。

つぎに長期ビジョンです。医師の6〜7割は地域の家庭医、もしくはプライマリケア医になることを目標に教育します。ここでは家庭医やプライマリケア医の定義は議論しません。皆さんの理解でいいと思います。つまり、欧州のイタリアやフランスあたりの経済規模の国が取っている医療行政に似たスタイルをとる、ということです。世界保健機構WHOの2000年のデータによると、イタリアが医療に使っているお金は国民一人当たり国際ドル（物価を計算に入れて比較しやすくした単位）にして2,040ドルなのだそうです。そのうち、政府などからの公的支出が73.7％。英国の場合は1,774ドルで公的支出は81％。ドイツは2,754ドルで公的支出は75.1％。そして日本は2,009ドルで公的支出は76.7％。欧州各国と日本は医療財政面ではよく似たスタイルを持っています。ちなみに米国の場合、国民一人当たりに使われる医療費は4,499ドル、公的支出が44.3％。どうですか。米国のようなスタイルをとるのがいかに現実離れしているかを想像するのはそんなに難しくはないでしょう。

専門課程を取る医師はむしろ少数派にし、開業医になる者は、一般病院でこのようなトレーニングと経験をもった医師に限ることにします。専門医を目指すものは相対的に減少し、教授のポストの奪い合いも競争率が下がり、30年間ピペットを握っていた研究医が教授選（戦）に敗れていきなり開業、という悲劇のないようにします。初期研修の段階でも、ほとんどの研修医は将来も小児科の知識を活用し、内科の知識も活用し、簡単な外科の処置もでき、という集団を育てることを目標にします。そうであれば、教える側にも教わる側にも現在懸念される虚無感を感じることは少なくなるでしょう。

私の専門をとって具体例を挙げましょう。米国では感染症科のトップは世界最高レベルの研究を常に発表し、そのスピードとパワーは他国の追随を許しません。その反面、下の医者のレベルは低く、無意味な抗菌薬は乱用され、耐性菌は先進国でも最低レベルです。先日も2例目のVRSA*33がフィラデルフィアで出たばかりですが。日本が目指すべきはこのようなアコーディオンの延びきったようなトップダウンの差の激しい医療ではありません。トップの研究者のレベルは米国よりも小規模でもいいのです。少数の優秀な、教授陣で小さく鋭く学術を進めていけばいい。そのかわり在野の医師はきちんと最小限の抗菌薬の使い方が分かっている。このようなコンパクトな戦術が有効だと思います。なんかサッカーのフォーメーションみたいですが。

アメリカ式の教育でもいいものはたくさんあります。でこれはいい、と思っている各論事項はいろいろありますが、ここでは長くなるのでいちいち列挙しません。端的に言うと、60年代に米国式のトレーニングを取り入れた沖縄県立中部病院というのは米国式教育のいいエッセンスをかなり取り入れた病院だと評価しています。それは、60～70年代の古きよき米国医学教育の姿でもあり、中部病院は医学教育のガラパゴス諸島のように、それを無骨に保存しているようなのです。まあ、そのスタイルの古さは両刃の剣、という側面はあり、60年代の米国医療をそのまま復活させよ、と主張する気はありませんが。

■さて、これも議論されている、マッチングについてです。

米国の医学生は、もっとも優秀なものがもっとも優秀な医学校に行く傾向があります。そして、卒後はもっとも優秀な医学生がコンペティティブといわれる科（いわゆる外科系や、日本でマイナーといわれる諸科）にいく傾向があります。この時点で、外国人に入りやすい科と、ほぼ不可能に近いぐらい難しい科の差もできています。内科の場合は研修後さらに専門課程のフェローシッ

---

*33 Vancomycin耐性黄色ブドウ球菌。MRSAの特効薬はバンコマイシンだが、さらにそれをグレードアップしたもの。下手な抗菌薬使用のなれの果て、といえる。

プに行く人も多いですが、この場合も最優秀な人はもっともコンペティティブな心臓内科や消化器内科に行く傾向があります。個々の例を挙げればもちろん例外はありますが、大体こういった流れは米国全体に共通なものと思います。例えば私の所属する内科、感染症科というのはまあ中堅どころで私のような凡庸な外国人でもまあまあ入り込める分野です。

大学や病院のレベルはきちんと上から下までそろっているので、おのずから各施設でレベルの差が出ます。ハーヴァードやメイヨークリニックの指導レベルは○○大学や××病院のそれよりも質が高いのは誰もが知っています。つまり、ACGMEが地ならししても、結局は中にいる指導医のレベルだとか、意欲だとか、経済的な余裕に大きな差があるために、紙の上では同じはずのプログラムでも上と下とでは大きく差があるわけです。教育を享受する立場の学生や研修医も同様でして、ハーヴァードの研修医は○○病院の研修医よりもずっとできるわけです。私は以前アイビーリーグ系の教育病院で働いていましたが、そこの医学生は現在の病院のそれとは比較にならないくらいよくできたし、よく勉強し、働いていました。

一方、コインの裏側というのはどの話にもあるもので、ただ、どこの施設に行ってもこういう傾向はあります。どんなに無名の施設に行ってもはっと驚くほど優秀な指導医や研修医はいます。どの施設でもトップの5％というのはよくできるのです。逆にどんなに有名な施設にいっても箸にも棒にもかからないだめな指導医や研修医もいます。どの施設でもボトムの5％はだめなのです。これはセレクションの仕方がどうしても完璧にはなりえない、という理由から、簡単に理解できます。だめなボトムは淘汰されて、いずれは肩をたたかれて追い出されるか、くびになります。無名の施設のトップ5％もいずれはヘッドハンティングされていい施設に移っていきます。ただ、循環というものはあるので、いついかなる時点でも、各施設でこの「トップ5％、ボトム5％の法則」はなりたつようです。中堅どころの病院をみていますと、無名の施設から引き抜かれた指導医と、超有名施設から天下った（？）指導医では、後者のほうがずっとできの悪い傾向があるのだとか。これもなんとなく納得いきます。大体どの大学や病院に行っても、ロールモデルや反面教師には事欠くことなく、その中間層の90％に各施設の大きな開きがある。このレベルの差は米国ではわりと明らかで、わかりやすい。逆に日本の場合、学生のセレクションには偏差値という基準を用いて上から下まで並べていますが、その他に関しては、研修医のレベルや指導医のレベルの差が施設によってどう違うのか全く分かりません。〇〇大学と××病院ではどちらが指導医のレベルや研修医のレベルがいいのか、ちょっと理解できない（私には）のです。一方、日本でも「トップ5％、ボトム5％」の法則はあり、私が訪れた数ある施設のどこに行っても、必ず一人や二人はロールモデルとなる素晴らしい指導医がいました。

私は、医学教育の是非はシステム整備の面よりも指導医という個人的なクオリティーに依存することが大きいと思います。そうしてみると、米国の医学教育には厳然としたクオリティーの差が施設間にあるのだと断じざるをえません。そして、優秀なものがいい施設に行くわけですから、そこから育つ医師たちのクオリティーは研修を通してどんどん差が開いていく、ということになります。一連の研修を終えた後、米国という国に与えられたのは「とてもとても優秀な医師」と「全然だめな医師」の大きな較差なのです。この点は日本にはあまり理解されていません。例えば、マッチング制度も人が「交じり合うこと」によっていろいろな人のレベルが均衡する、と理解している人もいるくらいです。米国におけるマッチングは「ランキング」であり、上から下まで序列をつけているのだ、という現実に気がついていないからです。いわゆる勝ち組はどんどん勝っていき、負け組はどんどん負けていく、という法則です。米国の多くの産業に当てはまる構図は医療にも合致します。日本では田舎の無名の開業医とか病院にものすごい優秀な医者がいたり、世間受けする有名病院は全然だめだったり、とこの勝ち負けの構図がはっきりは見えてきません。いや、ここ数年数々のMLで交信していますと、むしろ日本では在野の医者のほうが中央（地理的な意味ではなく、組織的な意味で）の医者よりもできるのではないか、というのが私の確信になりつつあります。ノモンハン事件で、スターリンは「日本軍の下士官兵は頑強で勇敢であり、青年将校は狂信的な頑強さで戦うが、高級将校は無能である」という報告をうけていますが、これは今もそうなのでしょう。

日本よりはるかに貧しいオランダやベルギーは質の高い医療を国民全員に提供できています。いや、キューバですら（こういう言い方は失礼か）医師の充足率は非常に高く、患者さんの満足度も高い。キューバなどは、医療政策の面では自分の手持ちの駒をよく理解し、もてるだけの力を使って最大限の医療サービスを提供しており、とても参考になると思います。この、「自分の特性を最大限に活かす」という姿勢がすばらしい。

ベルギーでは不要な抗菌薬を「患者さんが医師に要求しないよう」テレビで宣伝しています。患者教育を徹底して不要で高価な薬の処方を抑えようとしているわけです。日本でも米国でも医師が無意味な薬を出す方便は、「イヤーそう言っても患者さんにくださいといわれると」というものです。特にテレビで処方薬の宣伝ができ、訴訟も多い米国では「患者さんがくださいといった」薬を拒否する勇気はなかなか出てきません。私には少なくとも、ありません。多くなったとはいえ、日本の医療訴訟は全く微々たるものですから、ここからてこ入れはできるはずです。

人材の有効な利用も大切です。日本の医者は無駄に使われすぎている。まず、臨床医は興味もない基礎実験を一切やめ、本当にやりたい人以外は名目だけの博士号コースを取るべきではありません。その数年間を診療に使えば、人材はもっと有効に使えるはずです。逆に大学で基礎研究をしたい人は、いやいや病棟の管理をしたり、バイトをしたり、外来を持ったり、ましてや研修医を指導したりすべきではありません。本当に臨床と研究を両立できる人はほんの一握りのはずで、この辺の分業をしっかりさせる必要があります。

むろん、本質的に、臨床家にとって研究活動は大いに意味があると思います。が、現在の日本ではたいした研究もやりたくない人が教室の都合で研究を強いられ（しかも一定期間のみ）、あるいは臨床をやりたくない人が、教室の都合やら何やらでなんとなく病棟を任されているわけです。これを私は、無駄と呼ぶのです。これらの無駄を省けば、医療人口はもっともっと増やせるはずです。

ただ、うえのような改革をしようと思うとまず大学が大反発します。製薬会社が大反発します。相当痛みを伴う改革になることは間違いありません。でも、そうでもしなければ、そうでもしなければ……

■日本の医療改革

日本に医療改革が必要なのは間違いなく、そしてそれは根本的な改革でなければいけません。医師は患者さんの最大の支持者であるべきですので、医療改革は患者さんに益になるようなものでなければならず、決して「医療費削減」そのものが目標になってはいけません。私は日本の医療費は結果としてもっと上がるべきだと以前から考えてきました。長い入院などの無駄を省く必要は踏まえたうえで、です。

さて、改革の一案として、市場原理の導入があります。

よく誤解されますが、市場原理と競争原理は似て非なるものです。また、市場原理は必ずしも医療の質のみにおいて競争されるわけではありません。以下に実例を挙げて説明します。

市場を介さない競争というものもあります。医師が能力に応じて病院を選んだり、そこで出身大学に関係なく要職についたり、教育者や専門家としての正当な評価を得たり、というものです。これにもちろん、金銭的なプレミアムが伴うことも考えられますが、根本的には自由な競争は必ずしも金銭を介さなければいけない、ということはありません。このような自由競争は医療の質を上げるうえで大いに役に立ちますが、現在の日本の場合、このような自由度は低いことはよく知られています。ここに改革が必要かと考えます（ここが一番大学などからの抵抗が大きいところでしょうが）。ここで、情報開示により、よりフェアな競争を促すことは間違いないところでしょう。現在も患者には医師を選ぶ自由な選択権がありますが、その根拠は東大病院か慶応病院だったら大丈夫だろう、といったいささか根拠に欠けるものですね。私の親戚は風邪を引いても「慶応病院だったら安心だから」といって長時間待たされる大学病院で○○科の専門家に風邪をみてもらっています。本来、こういう疾患なら近所の開業医さんのお得意なところでしょうに。臨床能力などについてフェアな情報開示がなされること、そのベースとなる評価機能があることは大切なことです。したがって、競争原理そのものは必ずしも日本の医療の荒廃をもたらすものではないことをここで指摘したいと思います。

次に、市場原理は必ず質の向上をもたらすものでしょうか。もちろん違いますね。ちょっと町に出てみればすぐ分かることです。儲かっている店は、必ずしも質だけで勝負しているわけではありません。食べ物などは値段を下げれば質が必ずおちますが、それも市場で言うところの競争です。流行商品には必ずしも質的な意味はありませんが、ブランドとしての付加価値がつきますので、それでもって利益を得られます。神の見えざる手に任せてしまえば市場としてはまあまあなところに落ち着くのかもしれませんが(これすら保証の限りではありませんが)、神の見えざる手はモノの質の向上を約束するものではありません。最近赤字に転落したとはいえ、マクドナルドはファーストフード界では最強の利益を誇ります。が、これはハンバーガーの味や店のサービス質の高さの結果でしょうか。それよりも戦略的な店舗の展開やテレビの宣伝などでのイメージ戦略によるところが大きいのではないでしょうか。

当然、これは医療についても同じことが言えます。大腸鏡と直腸鏡のどちらが大腸癌のスクリーニングに効果的であるかどうかは、(この原稿執筆時点では) EBM的にははっきり優劣がついていません。にもかかわらず、昨今は大腸鏡の施行数がどんどん伸びており、米国消化器学会ではこれが第一選択になっています。これはメディケアがこの手技費用をカバーすることになったためで、1回300〜400ドルという高収入が得られる大腸鏡を消化器内科はものすごく積極的に行っています。逆に気管支鏡の実施数は、保険のカバー額が下がった年を契機にどんどん下がっています。これは医療の質とは関係ないところで市場が医療行為を決定する一例です。米国の医師は、日本同様よく無用な抗生剤を投与しますが、これは、ひとつには患者側から「抗生物質を一応出してほしい」という強い要望があるからですね。顧客のニーズにこたえるのが市場原理の原則ですが、この場合はいろいろな意味で医療の質を減じています。同様なことは最近の新薬についていえます。米国では薬をテレビで宣伝することが許されていますが、患者のほうから「テレビでやってたあの薬を出してほしい」という要望がきます。実際にはもっと安い薬でよかったり、あるいは薬を全く必要としない場合もです。しかし、「お客様は神様」なので、医師の多くは言われるままにその新薬を処方する、と最近の米国医師会の調査で発表されています。米国の病院の6割は赤字ですが、教育病院は特に経営悪化で苦しんでいます。そこで対策として考えられたのが人員削減です。特に患者の目に見えない各種技師のリストラが相次ぎました。質のいい技師は給料が高いのでまず首になります。統合できるものは統合してしまいます。2001年のClinical Infectious Diseasesによると、米国では微生物学教室がどんどん統合化され、質のいい技師が減ったために正しく迅速な診断ができなくなっているといいます。痰のグラム染色など、別の病院に郵送されて一晩たってからみても何の意味もないですからね。質の高い技師とのディスカッションは医師のレベルの向上に大いに役に立つのですが、こういった効能も「市場原理」にのっとると無意味にしかうつらないらしい。マネジドケアは「こんな余計なことをやった」という点については厳しく目を光らせていますが、「こんなことをやらなかった」という点については全く無関心です。これほどエビデンスがそろっていながら、意外なほどに心不全の患者がベータブロッカーや（多くの場合）スタチン、エースインヒビターという必須薬を得ていない点、糖尿病の患者でもヘモグロビンA1Cをオーダーされていないことが多い点などは、このような「必要な医療のチェック機能」を欠いているからです。市場にはこんなものは関係ないですからね。

長々と書きましたが、競争原理と市場原理は異なるものであること、市場原理は必ずしも質における競争を促すわけではないことがご理解いただけましたでしょうか。

そこで単純な事実に突き当たります。各界で行われている「日本医療か」「米国医療か」といった取捨選択を迫る論争は全く意味のないことであるという点です。

現在英国では医療の大改革が行われようとしていますが、そのモデルは米国、スイス、フランス、イタリアなど様々で、これをEUの中の英国にふさわしいものにするよう毎日大きな議論が行われています。一方、英国には質の高い一般医（GP）がいます。米国では半分以上の市民が長年ずっと診てくれるかかりつけ医を持っていませんが、英国では7割近くの人が長年ずっと診てくれるかかりつけ医を持っており、クオリティの向上に貢献してきました。ここを捨てるのはもったいない。世界各国にはいろいろなタイプの医療が存在しますが、そのよしあしは多様であり、一概に「A国」は「B国」よりもいい、とか悪い、と単純比較できないものです。私は自分のメールマガジンで米国医療について紹介してきましたが、頑なに日本のそれとの単純な比較を拒んできた理由もそこにあります。

もうひとつ、どうも最近日本では「米国式を取るか」「米国式を捨てるか」という二者択一論で議論される方が目立ちます。たとえば、米国の俗に言われる「グローバルスタンダード」を広めるべきだ、という人が（アトキンス・ダイエットや慢性ライムの抗菌薬療法といった非スタンダードな療法を認めてしまう）混合診療の賛同者だったりします。両者は実は矛盾する存在なので、米国はその矛盾のままに医療の世界が成り立っているのですが、米国への偏愛からか、「グローバルスタンダートの確立、そして混合診療の認可」という変な意見になってしまうのです。逆もまた然り。坊主憎けりゃ袈裟まで憎いで、「訴訟の多い米国のシステムなんて何ひとつ採用できない！」といった乱暴な意見も聞かれます。ひとつひとつの問題をもう少し遠くから整理して議論する必要があるように思います。

医療改革では、医師が患者の支持者として提言していくこと、日本の医療モデルが世界の手本となり、真似されるようなものになることが最終的な目標かと思います。英国の例を見てもそうですが、世界にはまだ「この国の医療を真似すれば大丈夫」という完成形のある国は存在しません。日本も自分の足元ばかり見ていないでそういう手本となる国になることを目指すべきでしょう。そのために何十年を費やすとしても、です。大風呂敷を広げて恐縮至極ですが、改革とは、行われる前はすべて夢物語のように聞こえるものです。

これが本当の、「おわりに」

どうも、最後まで読んでいただいてありがとうございました。皆さんのイメージされていた内容ではなかったかもしれません。耳にはそれほど快い響きもなかったかもしれません。けれども、これも真実というコインの一面です。

悪魔の味方、devil's advocateは米国での議論によく使われる方法です。ある企画を通したいビジネスマンにわざと企画と反対の意見、事実を述べることで活発な議論を交わし、その結果あらゆる事態に遭遇してもその企画がうまくいくよう、しっかり肉付けをするのです。

本書を読んでいただいた方には容易に想像がつくことかと思いますが、米国にも優秀な医師は本当にたくさんいます。他の、どこの国でもそうであるように。私は悪魔の味方になりましたが、悪魔に魂を売ったわけではありません。本当の悪魔はどこにいるのでしょうか？

本書はキャッチボールの第一投に過ぎません。どうかボールそのまま、まずは受け止めてみてください。じっくり吟味してみてください。そして、私に投げ返してみてください。

このキャッチボールを繰り返しましょう。時にやさしく、時に全力投球で。

繰り返していれば、ついにそこには、実のある議論が形成されていくことだと思います。その背中は何度となく繰り返した投球で分厚い、重厚な筋肉が盛り上がっていることでしょう。

本書の成立には克誠堂出版編集部の角田優子さんの寛大なご協力なしには成立しませんでした。企画の段階で私のわがままをたくさん聞いていただき、本当に感謝しています。もちろん、本書の内容に関する一切の責任は私にあります。私の誤解による不正確な記載や、激動する米国医療界ですでに古くなってしまった内容もあるかもしれません。ご指摘、ご教授いただければ幸いに存じます。

妻の葉子と一人娘の葉奈子には、またしても空より広く、海より深い温かい心でもって執筆の最後まで応援してもらいました。本書に何かいいものを見出すことができるとすれば、そのほとんどの功績は彼女たちに帰せられるのです。

最後に、扉頁のジョン・ウェインの言葉は、馬鹿ばかりやって墓穴を掘ってきた自分に対する自嘲の言葉です。

索　引

A to Z

あ

か

さ

た

な

は

ま

ら

【著者略歴】

岩田 健太郎（いわた けんたろう）

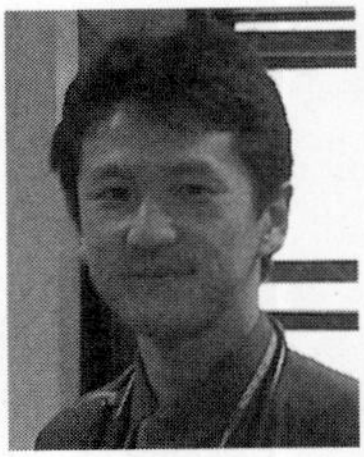

1971年島根県生まれ。島根医科大学卒業。沖縄県立中部病院研修医、コロンビア大学セントルークス・ルーズベルト病院内科医研修医を経てアルバートアインシュタイン大学ベスイスラエル・メディカルセンター感染症フェローとなる。2003年より北京インターナショナルSOSクリニックに勤務し、中国一般医免許を取得。2004年に米国感染症専門医、アイオワ州医師免許を取得。ロンドン大学熱帯医学衛生学校感染症修士。2004年、亀田総合病院総合診療部感染症内科部長代理、2005年、同院総合診療科総合診療・感染症科部長。著書に「バイオテロと医師たち」（集英社、著者名・最上丈二）など。

現在、神戸大学大学院医学研究科微生物感染症学講座感染治療学分野　教授。

悪魔の味方—米国医療の現場から　〈検印省略〉

2003年　6月　6日　第1版発行
2010年 10月15日　第1版8刷発行

定価（本体 1,800 円＋税）

著　者　岩田健太郎

発行者　今井　良

発行所　克誠堂出版株式会社
〒113-0033　東京都文京区本郷 3-23-5-202
電話(03)3811-0995　振替 00180-0-196804

印　刷　日経印刷株式会社

装本デザイン　田代睦三＋安井実里（blanc）

Cover illustration : Aubrey Beardsley

ISBN978-4-7719-0265-7　C 3047　¥1800 E